病例1

記憶衰退的中年患者
腦部血流

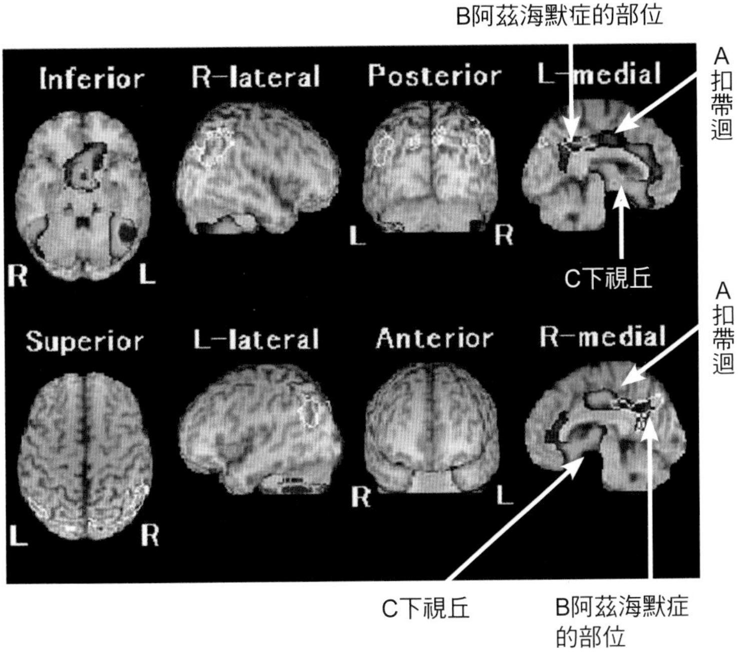

※藍色處為血流量降低的位置。

可以看出扣帶迴（A處。與阿茲海默症相關的是B箭頭指的白框處）、下視丘（C處）的血流量降低。

附件②

病例5　維持一年攝取大蒜油、冥想的患者腦部血流

實施前

一年後

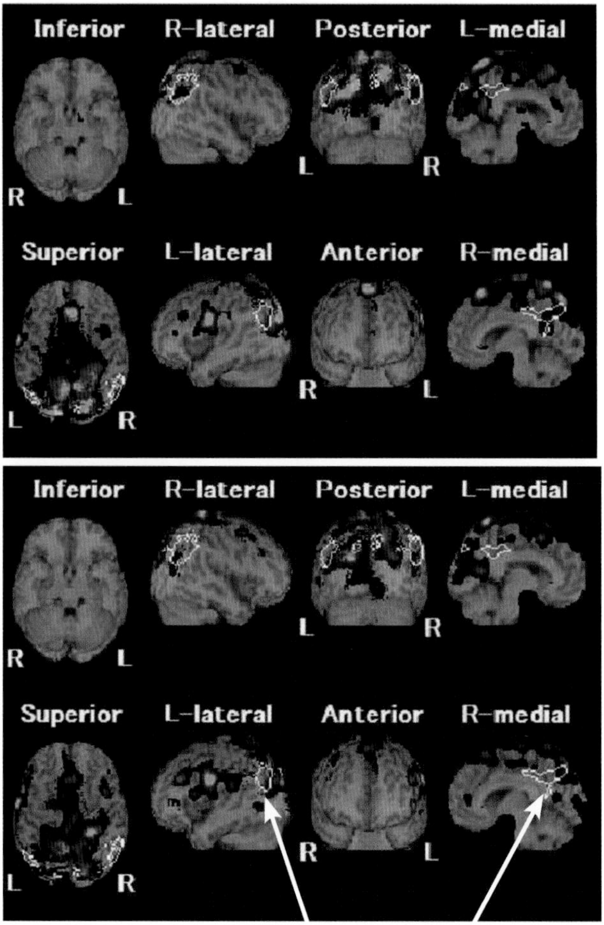

血流量改善部分

大腦與阿茲海默症發作有關的部位，可見血流量（白色箭頭處）獲得改善。

腦神經外科醫師教你吃

神奇大蒜油

篠浦伸禎——著

黃筱涵——譯

防暈眩、活化大腦、提升免疫力！

ボケない脳をつくる「ニンニク油」

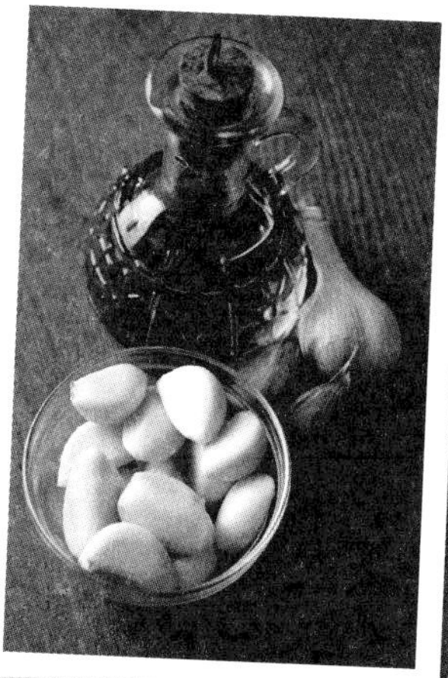

前言　一瓶大蒜油，勝過無數保健食品

只要使用大蒜與橄欖油就可以辦到！

自己在家就能夠製作的腦部保健食品——「大蒜油」。

日本向來以長壽社會聞名，雖然長命百歲是件好事，卻也更多人因此擔心腦部老化的問題。

不管身體多麼健康，如果腦部變得不靈光，日常生活就會產生障礙，同時也難以享受興趣，無法做想做的事情。

因此，面對人們壽命增長的時代，更必須重視腦部老化的預防。

近來出現越來越多資訊，針對失智症（Dementia）、健忘等，介紹有助於改善的食品、生活習慣。我自己身為腦神經外科醫師，平常就會多方嘗試各種能夠活化腦部的事物。

後來，我遇見了「大蒜油」。雖然只是將大蒜與橄欖油加在一起，可以說是簡單至極的東西，但是效果之高卻令我訝異。

腦部裡的微血管量比身體其他部位少，由於微血管會負責輸送氧氣與營養，如果這部分的血液循環變差，就會使腦部的運作跟著變差，導致健忘、失智症。

目前已知飲用大蒜油，能夠有效改善腦部血液循環。

也就是說，飲用大蒜油可望提升腦部機能。

掌握這個關鍵的，是大蒜中名為「大蒜烯（ajoene）」的成分。

但是，單純食用大蒜無法攝取「大蒜烯」，必須多加一道手續，才能夠獲得這個成分。

接下來，本書將要介紹大蒜油的效果、從大蒜中有效萃取大蒜烯的方法，以及能夠讓大蒜油更美味的食譜等。

想要長久保持年輕的腦部與身體，就從今天開始嘗試「神奇大蒜油」吧！

目錄

第1章　天天大蒜油養出好腦力！

第2章 大蒜油的製作方式與食譜

第3章 大腦重返青春！神奇的大蒜油經驗談

第4章 飲食・運動・生活習慣……對腦部有益的每日小撇步

食譜製作……橫塚美穗
本文插圖……上田惣子

第1章

天天大蒜油
養出好腦力！

大蒜油讓腦部重返青春！

首先，我想先從最初遇見大蒜油，是如何受到它的功效吸引開始說起。

我是在幾年前遇見大蒜油的。有位門診病患的健忘狀況很嚴重，他依照雜誌嘗試大蒜油之後記憶力變佳，所以來看診時順便帶來推薦給我：「醫師，您要不要試試看呢？」

每次我聽到有什麼事物對腦部有益，不親自嘗試就會覺得心癢難耐，因此，便試喝了病患拿來的大蒜油。剛開始我先淺嚐一湯匙，結果胃部很快開始發熱，並擴散到全身上下，我感覺精神變好，體內似乎湧上一股「願意接受任何挑戰」的幹勁。

當時的我五十歲，肩膀上的擔子愈來愈重，面臨許多必須解決的課題，卻覺得心有餘而力不足。身為腦神經外科醫師，我經常得執行長時間的手術，隨著年紀增長，感覺愈來愈吃力，甚至在門診時間哈欠不斷。

但是，自從我遇見大蒜油，才發現大蒜油雖然只是單純的食品，卻能夠讓精神更加飽滿，整個人湧出積極向前的力量。從那之後，我開始每天早上飲用大蒜油，有時候喝的是患者送的慰勞品，有時候則會親手製作。

每天早上喝下四湯匙的大蒜油，能夠讓充沛的精神維持到中午，喝下八湯匙就能夠撐到傍晚，整天都能夠精力充沛努力工作，要說大蒜油讓我的人生起死回生也不為過。

由於大蒜油在我自己的身上發揮了確實的效果，因此我開始會向門診病患、住院病患等推薦大蒜油。

我身為西醫領域的醫師，若患者表示：「我的記憶力下降，該怎麼辦才好呢？」我就會給予失智症相關的治療藥物，可惜的是，因此好轉的病患卻微乎其微。而且別說恢復了，甚至還可能出現副作用，這使我無法相信吃藥有助於改善失智症。

但後來，我遇見了大蒜油，推薦給各式各樣的患者，透過患者的敘述以及親眼所見，見證了大蒜油那令人訝異的功效。

接下來，我想介紹一則令我印象深刻的門診病例。

許多門診病患都有個共同的問題——暈眩，以西醫來說通常會開鎮定劑應付這個症狀。雖然多少能夠發揮效果，但是卻難以避免鎮定劑特有的副作用，甚至有病患會過度依賴藥物，一旦停藥就會變得不安，生活品質反而更差。

因此，我決定向有這類困擾的患者推薦大蒜油，結果發現他們的症狀都獲得明顯的改善！最明顯的是，他們再來找我看診時，不僅臉色變好，看起來也更有精神。

經過進一步詢問，我得到這樣的回答：「我以前走完一趟樓梯，就會覺得腳步虛浮無力，現在已經沒有這種問題了」、「我今年到現在完全沒有感冒過喔！」他們的身體明顯地變得更健康。

此外，我也發現服用大蒜油，有助於改善腦梗塞（cerebral infarction）的後遺症。

某天，門診來了位八十歲左右的男性病患。他因為左腦大範圍腦梗塞，引發右半身麻痺與失語症（aphasia）等後遺症，平常妻子都必須耗費很大的工夫照顧他。我向他推薦大蒜油之後，或許是因為患者自己覺得有效果的關係，每餐都會飲用二～三湯匙。

結果，竟然發生了驚人的變化！在這之前，患者每天的生活大小事都必須仰賴妻子幫忙，沒想到服用之後竟然變得能夠自理大部分的事情。不僅如此，現在他幾乎每天都會外出，雖然腳步仍然不穩，但是至少可以保持散步的習慣了。這位患者無論是寒冬酷夏，都會堅持散步幾個小時，久而久之，腿部的肌肉也變得有力許多。

現在的他，已經比以前有精神許多，與不曾得過腦梗塞的八十歲健康男性也不遑多讓。透過這個病例，我深刻感受到，便宜、且能簡單製作的大蒜油，究竟擁有多麼強悍的效果。

除此之外，還有許多藉大蒜油提升生活品質的病例，簡直不勝枚舉。

腦部老化會使血液循環變差

接下來，我要告訴各位，「老化」對腦部有什麼影響。

近來醫學科技進步，終於能夠透過活生生的人類，測量出腦部各個部位的血流量，並判斷受測者的血流量高於或低於正常數值。

我們經常用在臨床檢查上的一項檢查稱為SPECT（Single photon emission computed tomography，單光子電腦斷層掃描）。

這種檢查的原理，簡單來說，就是先透過靜脈，注射放射性同位素（radioisotope），放射性同位素會擴散至身體各處，並釋放出伽瑪射線（Gamma ray），儀器會檢測出伽瑪射線的分布位置並顯影成斷層圖。因此，想要知道腦部哪個部位的血流狀況，只要做SPECT檢查即可。

再搭配e-ZIS（easyZ scoreImaging System）解析法，還可與同年齡的平均腦部血流量比較，確認腦部中有哪個部位的血流量衰弱。

舉個例子，**病例 1**（請見本書首頁彩色附件①）是一位五十歲左右的中年病患，由於記憶力變差、自律神經失調，於是接受了SPECT的檢查。結果發現，位在腦部左右半球內側的扣帶迴（Cingulate gyrus）到下視丘（hypothalamus）之間的血流量，低於同年紀的正常流量（如附件①圖示，以藍色為主的區域，即是血流量低於同年紀正常值的部位）。

扣帶迴（病例 1 的 A 部位）血流量下降的話會怎麼樣呢？

近來科學研究發現，**扣帶迴的重要程度，有如「大腦部司令部」**。扣帶迴與旁邊的部位，匯集了與腦部各部位連接的神經纖維（nerve fiber），根據推測，扣帶迴的主要功能，可能是負責解析人體與周圍環境資訊並做出適當調節，使腦部能夠視情況產生相應的運作。

扣帶迴的血流量下降會導致機能下降，連帶使腦部的各種機能也隨之下降，其中之一即是記憶衰退。此外，根據研究報告，阿茲海默症的特徵之一，就是扣帶迴後方與周圍部份（病例1，B部位的白框處）血流量從初期就開始下降。

透過斷層圖可以發現，這位患者的此部位血流量低於該年紀應有的數值。此外，下視丘血流量降低則會造成暈眩、怕熱等自律神經機能障礙。

像這樣藉SPECT測量腦部血流量，有助於推測腦部的哪個部位機能變差了。

接下來要介紹三個我經手過的病例，幫助各位了解扣帶迴有多麼重要。

病例2 是位六十多歲的男性患者，他原本是一間公司的社長，因為右扣帶迴長出腦瘤（腦癌）（請見左圖病例2的白色箭頭處），說話變得顛三倒四、也看不懂他人的臉色等，讓他無法好好地完成自己的工作，不得不離開工作崗位。

經過放射線治療，腦瘤在放射線的影響下不但沒有壞死，反而變得更大，也連帶使周邊腦浮腫更加嚴重，症狀惡化使他整天昏昏沉沉，只能躺在病床上度日。

腦瘤的位置讓手術困難度大增，術後還可能會有腿部麻痺等更嚴重的風險，但

病例2

右扣帶迴有腦瘤患者的MRI

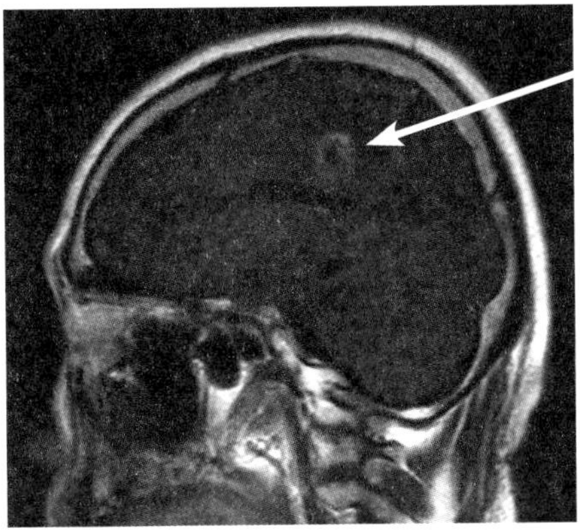

腦瘤

原本病患在工作上表現傑出，卻因為腦瘤而無法正確思考，變得看不懂他人臉色，最後不得不離開職場。

是他的妻子表示：「如果他真的雙腿麻痺，我會負責照顧他，所以，希望醫師能夠幫他動手術，讓他的腦袋有機會恢復清晰。」因此最後仍進了手術房，並成功摘除所有腦瘤。

患者在手術後確實恢復了原本的個性，雙腿麻痺的惡化程度也還算輕微，起碼能夠自行走路。以我的經驗來說，很少有人手術前後能夠變化這麼大的。

手術成功後一段時間，患者的妻子還抱怨道：「我老公真的很囉嗦！」雖然嘴裡說的是抱怨，但是這樣的現象代表患者已經恢復如常，看得出來患者的妻子只是

病例3　後扣帶迴長出腦瘤患者的MRI

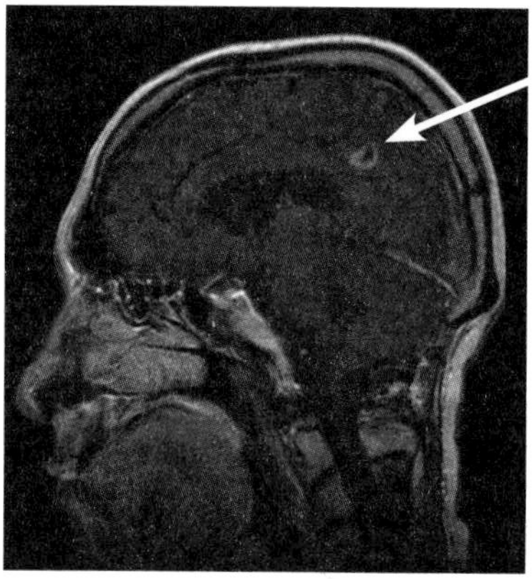

採用清醒開顱術摘除腦瘤。摘除腦瘤前缺乏專注力，說話也很緩慢，等腦瘤摘得差不多時，突然能夠發出激烈的抗議，專注力明顯變好。

嘴上抱怨，實際上卻非常高興。

病例3是一位三十多歲的男性，他的扣帶迴右後方長出腦瘤（請見上圖病例3的白色箭頭處），使他記憶力變差、說話含糊不清。

剛才談到，罹患阿茲海默症的初期，扣帶迴部位的機能就會開始下降，由於無法確認摘除腦瘤之後，這部位的機能會降低到什麼程度，因此採用清醒開顱術（後面會再介紹），謹慎地動了一場手術。

由於摘除了大部分的腦瘤，手術完成後出現了相當劇烈的變化。改善了患者原

病例4　前扣帶迴長出腫瘤患者的MRI

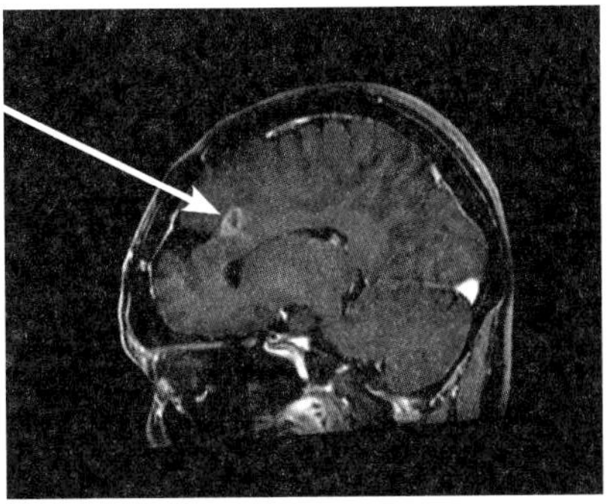

同樣採用清醒開顱術。手術中每當處理接近扣帶迴部分時，患者就會恐慌發作，產生過度換氣、意識模糊等現象。

本說話含糊不清的症狀，變得能夠說得快又清晰。手術前要求患者倒數數字時，他頂多只能從十位數開始，手術時則可從千位數開始。甚至還在摘除腦瘤的手術過程中發火：「別拿這麼簡單的問題考我！」效果驚人。

這位患者的腫瘤較小，卻長在腦部中非常重要的部位，因此在手術中就能夠看見劇烈的好轉效果。

病例4是位二十多歲的女性，她的腦瘤長在右前扣帶迴（上圖病例4的白色箭頭處），因此情緒起伏激烈，容易感到焦躁，判斷力變差。

由於這是個極具困難度的位置，很難預測摘除後會造成什麼影響，因此同樣藉由清醒開顱術，慎重地摘除腫瘤。可惜，打算摘除腫瘤時，患者卻表示「意識變模糊了」，甚至還恐慌發作（panic attack）導致過度換氣，因此只能摘除部分腫瘤。

右側的前扣帶迴負責控制杏仁核（Amygdala，位在顳葉Temporal lobe內側，此處遭受刺激時會引發不安），我推測是因為患者此處機能變差，使杏仁核過度活性化，才會在手術中恐慌發作。

以上，是與扣帶迴有密切關聯性的三個病例。

由此可知，扣帶迴具有重要的功能，與整個腦部的機能息息相關，堪稱「大腦的司令塔」。這個部位的血流量會因腦瘤等病變降低，導致腦部機能變差，其中最具代表性的疾病就是阿茲海默症。

大蒜油則可以有效改善大腦這些部位的血流量。

血流順暢使腦部更清醒

前面有提到，服用大蒜油的患者成功改善了腦部機能，事實上，這方面已確實經過動物實驗證實。

白老鼠實驗中，科學家刻意讓白老鼠產生記憶障礙，再將白老鼠放進迷宮裡，確認白老鼠的記憶狀態如何，結果發現，事先攝取大蒜油有效成分（大蒜烯）的白老鼠，確實有防止記憶障礙形成的效果。

臨床方面，已經有患者在服用大蒜油後，自發性地查覺到記憶改善。

另外也透過不少病例發現，大蒜油有助於對抗細菌感染。

眾多病例中，最令我印象深刻的，是一位動過腦下垂體手術，產生腦脊髓液外漏（cerebrospinal fluid leakage）的患者。當封閉在身體裡的乾淨部位如腦部，以及鼻子深處等會接觸到外來細菌的部位，因為手術導致細菌進入腦部，造成腦脊髓液外漏，嚴重時會引發腦膜炎（meningitis）等可能致命的疾病。

這位患者在手術過程中發生腦脊髓液外漏，因此手術後高燒不退。西醫領域面對這類症狀，會給予強效抗生素，但是以我的經驗來說，這種做法其實成效不彰，故而建議患者同時服用大蒜油。

令人訝異的是，隔天患者的高燒就減弱不少，白血球的數值也變得正常。當然，有很大的可能性是因為抗生素奏效了，但是這麼劇烈的改善幅度，卻讓我開始體會到：「大蒜油應該也幫了不少忙。」

此後，患者細菌感染時，我除了會開抗生素以外，還會讓患者服用大蒜油，後來，連敗血症等重度感染都可以較早獲得改善。

事實上，近來也有英文報告顯示，同時使用抗生素與大蒜油的有效成分（大蒜烯），能夠更有效對付綠膿桿菌（Pseudomonas aeruginosa）。

透過各方面的數據可以發現，大蒜油能夠改善腦部機能與感染症，擁有各式各樣的功能。我認為其中最大的原因，源自於腦部血液循環的改善。

我有許多門診患者開始服用大蒜油後，臉色變好、暈眩大幅減輕，改善的都是與血液循環相關的症狀；實際測量他們的腦部血流，也發現服用大蒜油的人確實有所改善。我是基於這兩種因素，才推測出前段結論。

病例5（請見本書首頁彩色附件②）是位門診患者，他提出的困擾同樣也是「記憶力衰退」。如前所述，我感受不到藥物對失智症的改善效果，因此建議對方飲用大蒜油與冥想（後面會再介紹）。

一年後，實施SPECT檢測，發現患者的血流有了顯著改善，其中效果最明顯的即是右後部的扣帶迴（病例5的白色箭頭）。

目前已有研究報告指出，大蒜有助於改善血液循環，尤其是腦部微循環（microcirculation）。微血管等微循環都有血腦障壁（blood-brain barrier），能夠篩選對腦部運作有益的重要物質並送進腦部，例如：葡萄糖（glucose）。因此，微循環的改善自然能夠帶動腦部運作更流暢。個人推測，大蒜油改善微循環的功能，正是各種症狀好轉的重要因素。

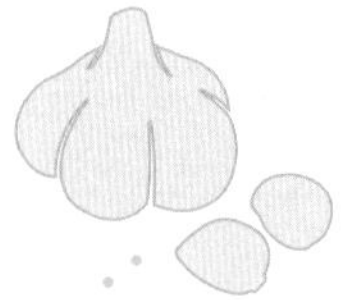

大蒜油提高手術成功率、提升治療效果！

接下來，我要介紹的是大蒜油在我經手的腦瘤治療中，提供了多麼有效的助力。

首先要談的是手術。在腦神經外科領域中，最先進的技術是「清醒開顱術」。

清醒開顱術大約從二十年前就已經問世，近來歐美的一流醫院非常盛行這種技術。一如字面上所述，這是種在患者「清醒」的狀態下摘除腦瘤，在手術同時確認患者神經症狀的技術。

為什麼人們能夠在清醒的狀態下接受腦部手術呢？這是因為腦部本身並無痛覺的

關係。相較於全身麻醉手術，「清醒開顱術」最大的優點，就是能夠在患者完全清醒的狀態下，確認症狀是否惡化，因此動完手術後腦機能惡化的風險，低於全身麻醉手術。

若在手術過程中發現症狀惡化，可以立即暫停手術，症狀可能會恢復成原本的程度，但是也有可能保持惡化的狀態。如果能夠恢復，手術就會繼續進行，維持惡化狀態手術就會喊停。基本上，大多數的病例都會在一個月內恢復。

如果採用全身麻醉手術，執刀醫師就會在不曉得狀況惡化的情況下，持續進行手術，如此一來，惡化的症狀就再也無法恢復成原本的程度。

若以開車來比喻「清醒開顱術」與「全身麻醉手術」的差異，就像是在陌生的土地開車，「清醒開顱術」等於一邊看著導航一邊開車，「全身麻醉手術」則是未看導航的情況下盲目行駛。雖然很多人就算不仰賴導航，也能夠到達最終目的地，但是如果採用「全身麻醉手術」，就會因為不曉得症狀已經升級，使得許多病例最後都留下了嚴重的後遺症。

日本約在十年前左右引進清醒開顱術，在這之前都是執行全身麻醉，結果許多患者清醒後才發現手腳動彈不得、說不出話。自從開始執行清醒開顱術，術後症狀惡化的情況就大幅降低，因此，只要是症狀可能惡化的病例，都會盡量採用清醒開顱術。

實施清醒開顱術後，實際的手術成績也比以前好上許多。

舉例來說，當腦部腫瘤長在與運動控制相關的位置時，摘除後可能使肢體麻痺更嚴重，是種極其危險的手術。在引進清醒開顱術之前，有超過半數以上的病例，都在術後麻痺加劇；引進清醒開顱術之後，我已經執刀過一百個以上的類似病例，但是術後麻痺加劇的患者卻只有7％，而且這7％的程度都算輕微。

腦部還有其他許多重要的部位，比如：負責掌控言語的位置，而這部分的手術也獲得了差不多的結果。

畢竟，愈早接收到警訊，就能夠愈早提出因應措施，這是千古不變的道理，而清醒開顱術即是以這個道理為基礎開發出的技術。

我現在則會要求患者在手術前後，搭配飲用大蒜油。

第一步，就是在手術當天早上飲用大蒜油，畢竟，清醒開顱術再怎麼說也是一種重大手術，對患者本身仍是一種負擔。

透過清醒開顱術過程中的抽血檢查，可以發現手術的壓力使患者分泌非常大量的腎上腺素（epinephrine）。腎上腺素能夠幫助患者對抗壓力，對手術來說是好的反應，但是也有患者因為壓力過大，在手術過程中想吐，大幅提高了手術進行的困難度。

但是，請患者在手術前飲用大蒜油之後，因為嘔吐而阻礙手術進行的病例竟然減少了。由此可知，大蒜油有助於患者跨越手術造成的壓力。

此外，手術後傷口必須花一兩個星期才能夠穩定下來，這段期間我也會請患者飲用大蒜油，以預防感染、促進皮膚的血液循環。

事實上，自從我要求患者飲用大蒜油之後，術後感染的病例就變得非常罕見，大多數的患者在手術後三、四天，都已經確定未因抽血檢查而感染。

此外，術後的放射線治療（radiation therapy）、化學治療（Chemotherapy），我也會請患者積極飲用大蒜油。

雖然術後的放射線、化學治療屬於初期治療，但我認為這段時間才是最關鍵的。因為，如果初期治療沒有將癌細胞消除殆盡，後面無論增加多麼強烈的治療，都很難痊癒，故初期治療的療效最強，如果不趁這個時期把癌細胞殺光，後面可能會增殖成更兇狠的細胞，讓治療趕不上惡化的速度。

在日俄戰爭（Russo-Japanese War）的對馬海峽海戰（又稱日本海海戰）中，日本聯合艦隊最大的使命，就是將俄羅斯的波羅的海艦隊全數擊沉。對初期治療來說，將癌細胞徹底消滅的重要程度，等同於這場戰役。

但是，強烈的治療也會伴隨著各種副作用，有些副作用可能會使腦部腫脹，症狀也會隨之惡化。

因此，我在初期治療就要求患者飲用大蒜油，確實減少了副作用發生的機率。

接下來要介紹另一個病例。這位患者是腦癌病患，初期治療時同時飲用大蒜油與大溪地諾麗果汁（noni juice，後面會再介紹）。下頁的**病例6**左側，即是這位患者的MRI。

右側則是另一位年紀相仿、惡性等級差不多的腦瘤患者MRI。這位患者在初期治療時，並未飲用大蒜油與大溪地諾麗果汁。結果發現，未飲用的患者在初期治療到一半時，發生腦部腫脹的現象，雖然都只是暫時性，後來症狀卻有所惡化。

而在初期治療同時飲用大蒜油、大溪地諾麗果汁的病例6左側患者，不僅沒有腦部腫脹的問題，連治療中的腫瘤都縮小了。這位患者療程結束至今已經三年，目前都沒有復發的跡象。

罹患大腦多形性膠質母細胞瘤（GBM, glioblastoma multiforme）的患者，大多平均壽命只能再活一年，且通常經過半年就會復發，是個非常凶狠的疾病，但是，最近卻有不少案例，過了半年，卻完全沒有復發的徵兆。

病例6

初期治療飲用大蒜油、大溪地諾麗果汁改善的案例

有飲用大蒜油、大溪地諾麗果汁	沒有飲用大蒜油、大溪地諾麗果汁

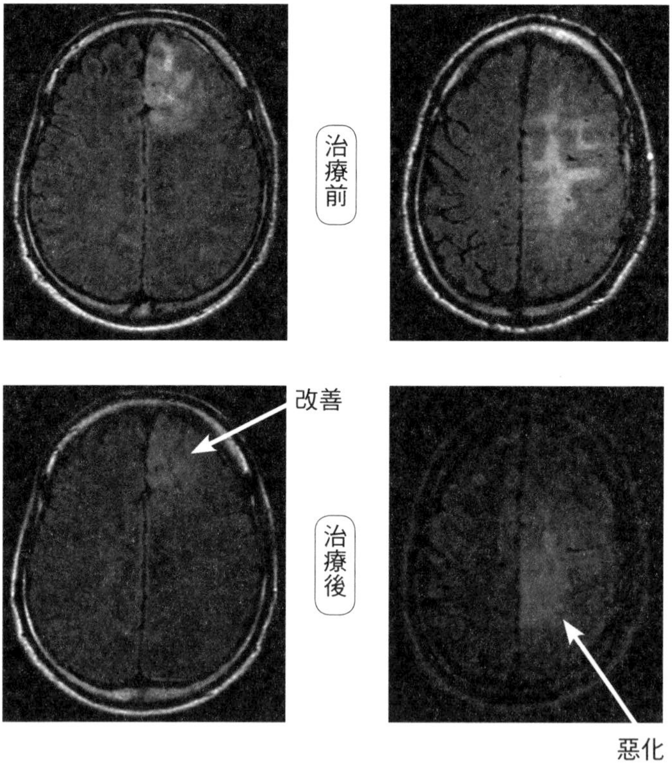

將病狀及年齡相似的病例做比較，可以看出初期治療便服用大蒜油及大溪地諾麗果汁的患者，沒有腦部腫脹的現象，腫瘤也縮小了。

由於我是近年才實施在初期治療時搭配食品的做法，因此還無法提出明確的結論，認定這種做法有確實的治療效果。但是，至少可以肯定的是，搭配大蒜油可成功地提升了患者的生活品質。

此外，腦瘤治療多半為長期抗戰，在費用方面不容小覷。大蒜油的材料只有橄欖油與大蒜，無論每個月的飲用量有多少，最多都只要花費一千～兩千圓日幣之間（約台幣三到五佰元），相較於每個月要花費五千圓日幣的健康食品、數十萬圓日幣的免疫療法（且僅部分有效），個人認為大蒜油擁有相當卓越的CP值。

我認為在治療各種疾病時，搭配大蒜油有助於改善患者的生活品質，對治病也有一定程度的效果，自然就能夠大幅降低醫療費用。

此外，很多患者都表示飲用大蒜油之後，變得不容易感冒了。因此，若從日常生活就開始藉此預防疾病，自然也可以使身體更健康吧？我相信，這才是最終極「降低醫療費用」的手段！

因此，在此也建議各位讀者，儘早開始飲用大蒜油吧！

當然，有部分患者發現飲用大蒜油後，會有些許胃部不適感，所以並非完全沒有副作用。但是，大蒜與橄欖油都是從數千年前，就存在於世界各地的食品，相較於才問世數年、數十年的藥物要安全許多。

如果各位能夠透過這本書了解大蒜油的優點，在親自體會效果後也推薦給身旁的人，相信不久後的將來，社會上的健康人口就會愈來愈多。

不怕失智！不怕生病！大蒜油的絕佳效果

前面談了許多我在實施腦神經外科治療時，實際感受到的大蒜油效果，但是，其實大蒜油的功效並不僅於此，目前已經有各種研究報告提出多樣的效果。

大蒜油的效果主要可分成八類：

❶提升記憶力，改善失智症

隨著年紀增長，每個人都會開始萌生「不想失智」的念頭，但是現在的醫學卻無法根治失智症。因此，就必須非常重視預防以及延緩惡化。

大腦內有大量神經元（neuron），神經元會結合成網路，以處理各式各樣的神經傳遞物（Neurotransmitter）。其中，最重要的即是乙醯膽鹼（Acetylcholine）。測量死於阿茲海默症患者的腦部，已經證實阿茲海默症患者缺乏乙醯膽鹼。

神經傳遞物會受到乙醯膽鹼酯酶（acetylcholinesterase）分解，使機能下降，大蒜油內含的大蒜烯，則具有阻斷乙醯膽鹼酯酶的功效。

也就是說，攝取大蒜油能夠使腦中訊息傳輸更為順暢，進而防止或減緩癡呆的發展。

此外，阿茲海默症患者的腦細胞裡，有種名為乙型類澱粉蛋白（beta amyloid）的物質會纖維化，並積蓄在腦部，而溶解在大蒜油中的成分，則具有阻止這些發展的作用，由此可知，大蒜油可望改善阿茲海默症。

腦部組織、細胞會透過微血管接收氧氣、醣類以維持活動，由於大蒜能夠促進微血管的血流、微小處的血液循環等，因此，攝取大蒜油自然能夠活化腦部神經，有助於提升記憶力。

❷預防腦中風、改善腦梗塞

腦中風、癌症、心臟病在日本和台灣都並列重大疾病，約佔現代日本人死因的六成。雖然這些疾病並非無藥可救，但是卻有不少人產生後遺症、下半輩子都得臥床不起。

腦中風的「腦」字讓很多人誤以為這是腦部生病了，實際上卻是腦出血、蜘蛛膜下腔出血（SAH, Subarachnoid hemorrhage）、腦梗塞等，因腦部血管破裂或堵塞，進而對腦部神經元產生傷害的疾病。

引發腦中風的原因有很多種，其中之一是「生物體內生成的過氧化物所造成的負面影響」，這時登場的即是大蒜油內含的大蒜烯。由於大蒜烯能夠抑制過氧化物生成，因此可望減少腦中風的發生機率。

❸改善高血壓

人體的血液中有紅血球、白血球、血小板這三種有形成分（Formed Element），其中與高血壓息息相關的是血小板。

血小板擁有止血的重要功能，但是凝聚在一起會使血管內側產生血栓，最後導致高血壓、腦梗塞、心肌梗塞。

大蒜油中的大蒜烯有助於抑制血小板凝集，可以預防高血壓。

此外，高血壓患者往往很難透過症狀，察覺自己罹患了這種疾病，每當感受到「暈眩」、「站起時頭昏眼花」，一般人通常會先懷疑是低血壓，但是其實高血壓也會出現這類症狀。

當腦部血流基於某種因素受到阻礙，就會產生「暈眩」。其中最具代表性的，就是掌控身體平衡的耳部三個「半規管」，無法獲得充足血液時所引起的。

此外，伴隨著反胃、頭痛、無法隨心所欲運動身體、口齒不清等的暈眩，即很有可能源自於腦中風、腦瘤等疾病，而高血壓引起的暈眩，也可以說是前述兩種疾病的前兆。

因此，平常就應適度攝取大蒜油，抑制血小板凝聚，讓血管保持暢通。

❹改善膽固醇數值

如果血液中的低密度脂蛋白膽固醇（low-density lipoprotein cholesterol壞膽固醇）、中性脂肪增加，會造成血脂異常（dyslipidemia），又稱為高血脂症，引發動脈硬化、心肌梗塞。

血脂異常好發於中高年齡層的患者，目前全日本粗估有兩千萬人以上，都是血脂異常高風險者（臺灣高血脂患者約有一百七十五萬人）。

膽固醇是人類生存必要的脂肪，但是，壞膽固醇增加會堆積在血管壁，導致血管堵塞，甚至引發動脈硬化。相較之下，高密度脂蛋白膽固醇（high-density lipoprotein cholesterol好膽固醇）則可拔起緊緊依附在血管內側的壞膽固醇，並運送到肝臟分解，是種非常重要的存在。

有項實驗以成年男女（包括血脂異常高風險者）為對象，請他們連續四週攝取含有大蒜烯的大蒜油，結果發現血液中的好膽固醇增加了！

此外，鈣質、細胞殘骸等附著在動脈血管內的堆積物「動脈粥狀硬化斑塊（Atheroma）」，也可因大蒜烯的功效而獲得改善。

❺預防痛風

罹患痛風的人，會在某天突然感受到劇烈的疼痛。約有七成的人初期症狀出現在腳趾，其他則常見於手指關節、肢體末端、腳踝、腳背、膝蓋、手部、手肘、髖關節、肩膀等。痛楚的程度甚至令人直呼：「吹風就會痛」、「好像被咬到一樣」、「比骨折還痛」。

痛風每次發作都會維持數天，但是，一段時間後痛楚消失，卻不代表已經痊癒，日後還是會再復發，發作的間隔也會愈來愈短。

尿酸（uric acid）在體內積蓄成結晶，所造成的劇烈關節炎即為痛風。若是放著不管，身體各處就會滿是結節（與豌豆、核桃差不多大小的突起物、腫瘤），並對腎臟產生負面影響。

因此，痛風患者需藉由治療降低尿酸值，而大蒜油中的大蒜烯，即擁有公認的效果，能夠降低血液中的尿酸濃度。

現在科學家還在研究大蒜烯能降低尿酸濃度的原因，個人推測，或許是因為大蒜烯能夠阻斷尿酸生成，或是幫助尿酸前導物質——黃嘌呤（Xanthine）透過尿液排出所帶來的功效。

❻防癌

這是個「每兩人就有一人罹癌，每三人就有一人死於癌症」的年代，再加上人們罹癌的機率，也會隨著年齡增長愈來愈高。因此，癌症絕對不是與自己毫不相關的事情，必須從日常生活就時刻留意。

目前已知大蒜油中的大蒜烯，能夠抑制細胞突然變異，減少罹癌的機率，且可降低癌細胞的密度，甚至是殺死癌細胞，雖然對一般細胞也會有類似作用，但是程度卻較低。

此外，大蒜烯還可阻礙強力的致癌物質結合，降低其演變成癌細胞的機率。

❼提升免疫力、預防感冒

大蒜油裡的大蒜烯對黴菌、酵母菌、細菌類有強烈的殺菌效果。寄生在人類、動物身上的細菌、黴菌種類複雜，很多都會引發疾病，而大蒜烯則具有殺死這些細菌或是抑制其繁殖的功效。

此外，大蒜的眾多成分中，尤以大蒜烯的抗病毒作用最強。目前也已經確認大蒜烯有助於抑制瘧原蟲、美洲錐蟲症（Chagas' disease又稱新型愛滋病）的原蟲活動，因此可望成為愛滋病的治療藥，阻斷感染愛滋病毒的細菌持續複製。

大蒜自古以來就是感冒良藥，進入體內後，大蒜成分就會殺死感冒病毒（先天免疫），同時人體也會製造出許多抗體，避免再次受到相同的病毒、細菌侵犯（後天免疫），以雙管齊下的方式保護身體。

也就是說，大蒜擁有的不只有抗菌能力，還具有調整免疫系統的絕佳力量。

❽預防胃炎、胃潰瘍、胃癌

食物進入胃裡會被胃酸消化，胃酸是與鹽酸不相上下的強酸，能夠殺死和食物一起進入體內的微生物、細菌等，防止體內食物腐敗。

因此，胃壁不只會分泌胃酸，還會分泌胃黏液，在胃壁上形成胃黏膜（Gastric mucosa），以保護胃壁不受胃酸傷害。

健康的胃即使受到些許損傷，周圍的細胞仍然能夠迅速修復胃黏膜，但是，如果細胞因為某些原因而減緩修復的速度時，胃壁就會受傷，進而引發胃炎、胃潰瘍等症狀。

胃黏膜修復延緩的可能原因，包括幽門螺旋菌（Helicobacter pylori）所造成的慢性胃炎。幽門螺旋菌會釋放出氨、毒素，對胃黏膜造成直接傷害。

人類多半在年幼時感染過幽門螺旋菌，且這種細菌一旦感染，就會持續居住在胃裡，直到藉外力殺菌為止。

由於日本二次世界大戰後的自來水設備不夠完善，因此這個時代出生的人，有80％都感染過幽門螺旋菌，所以現在的老年人都應格外留意這個問題。

此外，幽門螺旋菌造成的慢性胃炎會維持很長一段時間，日後可能衍生成萎縮性胃炎、胃潰瘍、十二指腸潰瘍等消化器官疾病。此外，也有部分長期苦於萎縮性胃炎的患者，最後轉變成胃癌。

雖然大蒜原本是具有強烈殺菌效果的食品，但是，食用過多生大蒜，或飲用過多生大蒜汁，反而會對食道、胃部造成傷害；相反地，大蒜油的刺激性偏低，有助於阻礙幽門螺旋菌生成。

大蒜的歷史

本書至此介紹過許多大蒜油的效果，事實上，大蒜油的原料——大蒜，也具有一定的藥效。

大蒜在人類社會中存在的歷史悠久，最早可回溯至古埃及時期。西元前三七五〇年左右建造的陵墓中，就挖出了大蒜的黏土模型。

此外，古希臘的歷史學家希羅多德（Herodotus，約出生於西元前五世紀）發現，埃及金字塔裡有段象形文字寫著：「建設金字塔的期間，會給工人大量的大蒜、洋蔥、蕪菁，政府機關也為此花了高額銀子。」

金字塔是由許多重達兩噸以上的石塊堆積而成，且堆積的位置相當精準，而這樣的建築物，竟然誕生在那個缺乏重機械、建築機械的時代！雖然耗時二十年的漫長歲月，期間也消耗了非常大量的勞動力，但是或許也可歸功於大蒜帶給工人們的體力。

現在，透過五花八門的研究，已經確認大蒜擁有各式各樣的療效，世界最古老的藥物治療書《埃伯斯紙草文稿（Ebers Papyrus）》（粗估為西元前一千五百年左右撰寫），也已經介紹了二十二種與大蒜有關的配方。

古埃及人也注意到大蒜的殺菌效果，不僅飲用、食用大蒜食品，更會直接抹在傷口上。此外，他們也相信大蒜擁有不可思議的力量，因此會謹慎地放進死者的棺木中辟邪。

後來，大蒜經由地中海流傳到希臘，人稱醫學之父的古希臘醫師希波克拉底（Hippocratic，約出生於西元前四六〇年），大幅拓寬了大蒜的用途。

到了古羅馬時代，大蒜變成了遠征軍隊「維持體力」、「促進血液循環」、「增強勇氣」所不可或缺的蔬菜。

接著，大蒜又透過絲路流傳到中國。擁有「醫食同源」觀念的中國，認為沒有其他食材的健康程度高於大蒜，開始將大蒜作為藥物、食品運用在預防醫學與治療中。

直到現代，在心肌梗塞、腦梗塞的療程裡，也會透過點滴的方式，為患者補充大蒜萃取液。

大蒜是透過朝鮮半島傳到日本的。

律宗、禪宗等寺院前，會設有名為「戒壇石」的石碑，大部分都刻有「不許葷酒入山門」文字。

葷酒中的「葷」，意指大蒜、韭菜、薑、胡椒等氣味強勁，且帶有辣味的蔬菜。因此，這句話就是禁止人們帶著酒、葷食等進入寺院。

寺院禁酒是理所當然的，但是大蒜等香辛料，個人猜測是因為這類食材會引發性慾、妨礙修行，所以才會被禁止。

此外，平安時代的安倍真直、出雲廣貞在平城天皇的命令下，共同撰寫的醫書《大同類聚方》中也有提到：「駿河國（現在的靜岡縣中部、東北部）種有大量蒜頭。」、「蒜頭可用來治療惡寒、發燒等病症。」

日本最古老的醫書《醫心方》，則認為大蒜可治療感冒、腳氣病（beriberi）、蟲咬等。

當然，大蒜不僅活躍於醫學領域，在人類社會同樣是種受歡迎的食材。不僅能夠消除肉的腥臭味，還有助於提升食慾，是中國、義大利、法國美食中不可或缺的提味食材。

能夠使料理更加美味，又能夠讓人打起精神的大蒜，可以說是少數受到全球共同喜愛的蔬菜。

「大蒜」與「大蒜油」的差異

那麼，大蒜與大蒜油的差異是什麼呢？

事實上，這兩者內含的成分不盡相同。**生大蒜中能夠促進健康的成分為蒜素（allicin），大蒜油則為大蒜烯（ajoene）**。

接下來要說明的，是兩者的特徵。

各位是否聞過未經任何處理的大蒜氣味呢？雖然難免有人不喜歡這個味道，但是仍可注意到，未經任何處理的大蒜其實沒有太濃郁的氣味。

生大蒜的細胞內，有種名為蒜胺酸（Alliin）的胺基酸，以及位在維管束（vascular bundle）的酵素——蒜氨酸酶（Alliinase），這兩者必須混在一起，才會產生大蒜特有的氣味。經過切、削等處理程序的大蒜，因為細胞受到破壞，自然就會產生這種氣味，也就是說，蒜胺酸等同於蒜味的來源。

蒜胺酸會被蒜氨酸酶分解，進而轉化成名為蒜素的化合物。

蒜素具有抗菌效果，也可促進維生素B1吸收，此外，散發強烈蒜味的祕密，就藏在蒜素中。

剛才有談到，未經任何處理的大蒜，不會產生太明顯的味道，但是只要表皮出現一點點傷痕，哪怕只是指甲稍微刮到，也會立即散發出濃烈的氣味。事實上，這是大蒜的自保方式。

當昆蟲、微生物或任何動物準備食用大蒜時，蒜素會在大蒜受傷的瞬間，立即散發出具有刺激性的味道，以抵禦外敵的攻擊，並為受傷的部分進行殺菌。因此，大蒜的殺菌作用，其實也源自於蒜素。

而蒜素只會在傷處生成，多餘的蒜素會在殺菌完畢就飄散到空中，不會殘留在大蒜上；留在傷口內側的蒜素，則會轉化成不刺激的硫化物（sulfide），被大蒜吸收。

各位不妨試著稍微刮傷生大蒜吧？雖然很快就會發出獨特的氣味，但很快又會變得不明顯。

蒜素除了殺菌效果外，同時也是活力的來源。維生素B1是人體將碳水化合物轉化成能量的過程中，不可或缺的成分，因此若維生素B1濃度減少，人就會變得懶洋洋的，體力下降、容易疲憊，甚至可能感到焦躁、毫無幹勁。

維生素B1怕熱且遇水就溶解，偏偏進入體內後又難以吸收。因此，不管一口氣食用再多含有豐富維生素B1的糙米、香菇等，維生素B1仍會隨著尿液排出，不容易儲蓄在體內。

但是，蒜素卻能夠與敏感的維生素B1互相結合，形成一種新物質「蒜硫胺素（Allithiamine）」，使身體能夠順利吸收維生素B1。日本提神飲料「アリナミン」，賣的即是這個「蒜硫胺素」。

介紹完蒜素之後，接下來要說明的是大蒜油內含的大蒜烯。

大蒜烯和蒜素一樣，幾乎不存在於未經任何處理的天然大蒜裡。唯有切開大蒜或是磨成泥，泡在植物油、酒精裡，大蒜烯才會開始生成，也就是說，蒜胺酸必須先在蒜氨酸酶的作用下，形成蒜素後才能夠生成大蒜烯。

大蒜烯的穩定度高於蒜素，這裡有兩者比較後的實驗結果：

・蒜素……在20℃的環境下放置二十個小時就幾乎分解完畢。

・大蒜烯……藉明膠（Gelatin）製造成軟膠囊（Soft Capsule）後，在25℃的環境下保管一年，大蒜烯頂多減少20%；以冷凍的方式保存在零下20℃的環境時，即使存放長達一年大蒜烯也幾乎不會減少。

蒜素之所以這麼不穩定，是因為生成之後就會慢慢地轉化成硫化物，因此，想要有效攝取蒜素，必須在要吃的時候再現切。

另一方面，含有大蒜烯的大蒜油，不僅能夠存放較久，製作過程也相當簡單。如此簡便的大蒜烯擁有的生理機能如下：

- 抑制血小板凝集
- 保護肝臟不受傷害
- 抗菌作用
- 抗瘤作用

此外，由於蒜素是為了抵禦外敵而生，故除了氣味強烈，食用後對身體的刺激性也較大，所以，儘管蒜素對身體有正面的作用，但是生吃仍然免不了傷害胃黏膜等副作用。

至於大蒜烯，因其氣味與刺激性都會在泡油的過程中逐漸降低，因此，大蒜油的特徵即是能夠在保有對身體正面作用的前提下，擁有更佳的保存性。

第2章

大蒜油的製作方式與食譜

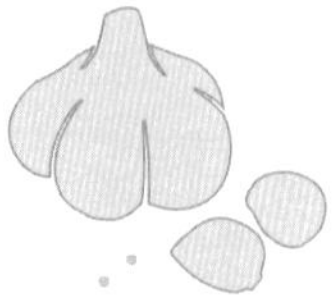

「親手製作」大蒜油，頭腦清晰更靈活

目前已知許多方式都可恢復腦部靈活度，例如：均衡良好的飲食、閱讀、聽音樂、運動、保持心情愉快、經常笑容滿面等，都有助於腦部活性化。

此外，還有一件很重要的事情，那就是別忘了多動手指與腳趾。有句話是「雙手等同於外部的大腦」，由此可知，靈活的雙手也是活絡腦部不可或缺的要素。

由於手部聚集了各式各樣的神經，因此活動雙手、接觸物體、按摩等，都會對腦部產生刺激。

用左手工作時會刺激到右腦，運動右手時則會刺激左腦，因此，經常運動雙手可以大幅提升效果。想要靈活運用非慣用手，就必須耗費更多工夫，而這個過程對腦部的刺激就更大了。

同樣的道理，做些平常不會做的工作，就能夠對腦部產生更大的刺激，藉此活絡腦部、防止失智症。

談到這裡，相信已經有很多人猜到我要說什麼了吧？事實上，親手製作大蒜油的這個過程，也是避免腦部遲鈍的重要方法。

大蒜的體積小於一般蔬菜，在製作大蒜油的過程中，必須小心翼翼地剝皮，切的同時還得小心別對大蒜造成太多損傷，這些動作連同切碎的程序，都會給腦部帶來刺激。此外，調理工作無法以單手進行，必須同時使用左、右手，正好可同時運動左右腦。

此外，對大部分的人來說，將大蒜切碎的工作並非例行公事，因此可望對防失智帶來更大的效果。

產生大蒜烯之後，瀝起大蒜、將大蒜油倒進玻璃瓶裡的動作，也與日常動作有所差異，同樣能夠刺激腦部，使腦部更加靈活。

在這個有錢就能買到各種東西的時代，相信很多人都對親手製作大蒜油感到麻煩吧？但是，想要預防失智就必須從不怕麻煩開始做起，因此，各位也一起加入親手製作大蒜油的行列，親身感受腦部不斷運作的感受吧！

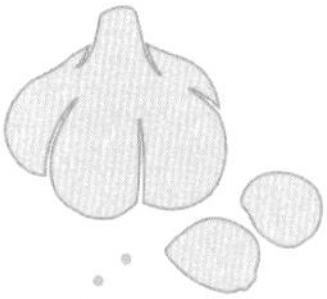

10分鐘就可完成！大蒜油的製造方法

製作大蒜油所需的材料很簡單，只要備妥三瓣大蒜與150ml橄欖油即可。

除了橄欖油以外，酒精、椰子油等也是萃取出大蒜烯的好東西，但是，若從使用方便性、製作輕鬆度、價格等方面來看，個人還是比較推薦橄欖油。

相較於芝麻、紅花、向日葵、玉米等植物性油脂與植物奶油，橄欖油含有非常多的「油酸（oleic acid）」。

油酸的穩定性極佳，不僅不容易氧化，還具有消除血液中膽固醇的效果，且對好膽固醇起不了作用，僅會排除壞膽固醇而已。

因此，橄欖油的特徵之一，就是可望預防動脈硬化、心臟病、高血壓等文明病。此外，橄欖油也含有豐富的維生素A、K、E，其中尤以維生素E的含量特別多。維生素E具有抗氧化作用，能夠防止體內脂質氧化，預防與老化有關的疾病。同時，這也是能夠以較便宜的價格購買的食品，很適合用來製作必須長期飲用的大蒜油。

那麼，接下來要簡單說明製作大蒜油的方式。

①剝開大蒜皮。
②將大蒜切碎或磨泥。
③隔水加熱橄欖油。
④將②的大蒜加進橄欖油中。
⑤浸泡一段時間。
⑥瀝起大蒜即大功告成。

看完這些步驟，各位曉得有多麼簡單了吧？但是，想要引出大蒜烯必須注意幾個關鍵。

首先，步驟②的切、磨大蒜程序裡，可以的話還是建議採用「磨」的方式。如第1章所述，必須達到一定的條件，蒜味來源——蒜素才會轉化成大蒜烯。因此，想要好好地引出蒜素，就必須盡可能地傷害大蒜裡的所有組織，而「磨」能夠帶來的傷痕遠比「切」多上許多。

但是，很多人認為：「要把這麼小的蒜頭磨成泥很費工。」或是：「好像會傷到手指，很可怕的感覺。」

因此，有這些顧慮的人不必強迫自己磨成泥，只要「盡可能地切碎大蒜」，同樣能獲得相當充足的效果。

由於蒜素會隨著時間轉化成不刺激的硫化物，因此必須在切好或磨成泥後立即處理，讓大蒜維持在新鮮的狀態。經常有人表示：「買別人磨好的蒜泥就簡單得多。」確實，已經裝在瓶子等容器裡的蒜泥，使用起來非常輕鬆。

但坦白說，我無法確定市面上經過加工的大蒜，與在家切好、磨好的大蒜，是否擁有相同的蒜素含量。或許，市售的加工大蒜也含有相當大量的蒜素。

但是，如同本章開頭所述，我也很重視親手花時間製作的過程，這是直接買別人處理好的大蒜所辦不到的。

親手將大蒜切碎、磨成泥，不僅有極佳的活化腦部效果，「親手製作的食品」也會令人更加積極地食用，有助於養成「每天固定飲用」、「長期飲用」的好習慣。

此外，將做好的大蒜油放進密封容器裡，請存放在陰涼場所，並在一個月內食用完畢。

接下來要進一步探討大蒜的種類。

基本上，我並不推薦無臭大蒜。市售的無臭大蒜分有兩種，一種是藉由人工方式去除大蒜獨特氣味，另一種則是原本就沒什麼味道的品種。前面有談到，會轉化成大蒜烯的蒜素，正是蒜味的來源，因此，如果少了蒜味（等於不含蒜素），就無法體驗大蒜油的美好，故製作大蒜油時請選擇一般的大蒜。

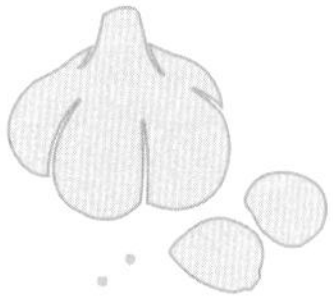

怕熱的「大蒜烯」

由「大蒜」與「油」組成的代表性食物中，有道義大利料理名為「蒜辣義大利麵（Peperoncino）」。Peperoncino的正式名稱為「aglio, olio e peperoncino」，aglio是大蒜的意思，olio則代表油（特別是橄欖油），peperoncino則是辣椒的意思。

蒜辣義大利麵的製作過程中，會先將切碎或切片的大蒜、辣椒丟進平底鍋裡，再藉小火爆香後與義大利麵拌在一起。蒜辣義大利麵不僅是義大利的家常料理，也相當廣泛，大部分的人都曾吃過。

將大蒜加進油裡即可引導出大蒜烯，因此先不管成分用量的話，我相信蒜辣義大利麵裡也含有大蒜烯。

但是，這邊必須特別注意的是，「大蒜烯在100℃的環境下會受到破壞」。真正的蒜辣義大利麵會以低溫慢慢地加熱大蒜與橄欖油，但是日本人喜歡的將大蒜煎得有些偏紅，因此油溫多半落在120℃，這時大蒜烯幾乎都已經消失殆盡。

所以接下來要接續前一節，談談大蒜油的製作方法。

製作大蒜油時最應留意的，就是步驟③、④，加熱橄欖油後放進大蒜，準備引出大蒜烯時的溫度。**大蒜烯不耐高溫**，因此將大蒜丟進橄欖油時，千萬別採用大火爆煎的方式。

這邊建議將大蒜丟進**50℃以下**的橄欖油裡，並放置三小時至二十四小時左右。下一頁將介紹具體的加熱方法。

「製作大蒜油竟然要花這麼長的時間？」各位讀者看到這裡時或許會如此驚呼，但是這裡指的是將大蒜泡在油裡的放置時間，整個調理過程不需三十分鐘。

此外，也有患者提過這類問題：「市售的大蒜粉、大蒜是否也含有大蒜烯呢？」根據專家的研究報告，這些食品並未含有大蒜烯。

大蒜油的製作方法

材料（約10天分）

○**橄欖油……150ml**

＊建議使用extra virgin olive oil。

○**大蒜……3大瓣**

＊請使用一般蒜頭而非無臭蒜頭。

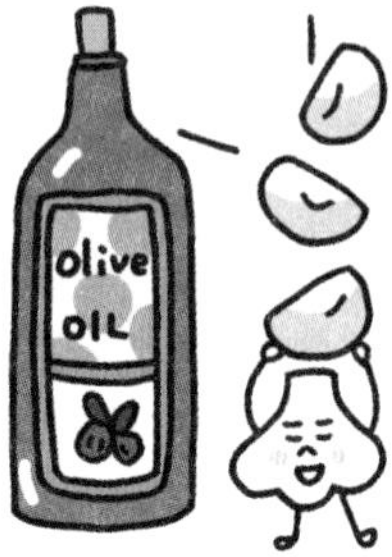

1 用菜刀將大蒜切碎或磨成泥。

關鍵 製作大蒜油，要先把大蒜切碎。

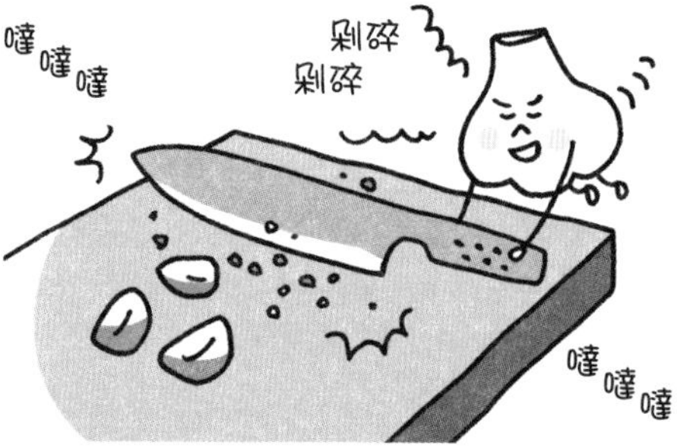

2 將橄欖油放進耐熱的容器裡，接著將容器放進裝有半滿水的鍋子裡隔水加熱，注意別讓橄欖油的溫度超過50度。

要點

❶請勿直接加熱橄欖油。

❷容器建議使用琺瑯鍋，較不易摻入雜味，但是要小心別燒焦。

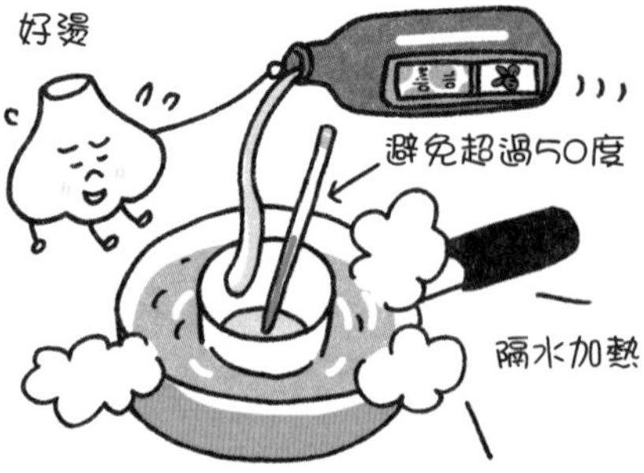

3 橄欖油升到50度時，將容器從鍋中取出，並將①的大蒜放進橄欖油中。

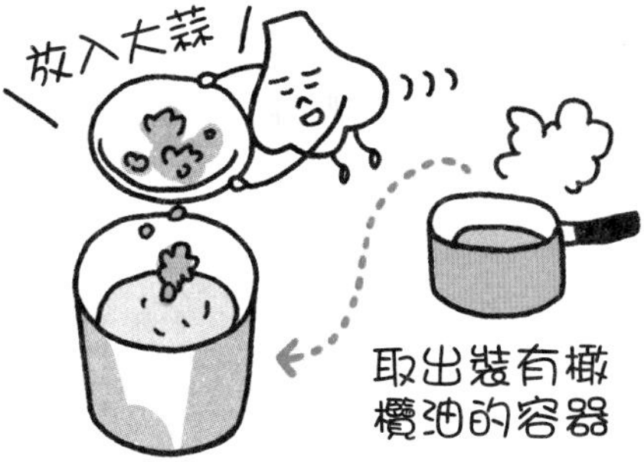
放入大蒜
取出裝有橄欖油的容器

4 等浸泡大蒜（3～24個小時）的橄欖油冷卻後，即可過濾大蒜。

要點

❶浸泡過程不必攪拌。

❷過濾器可使用塑膠材質或是咖啡濾紙。

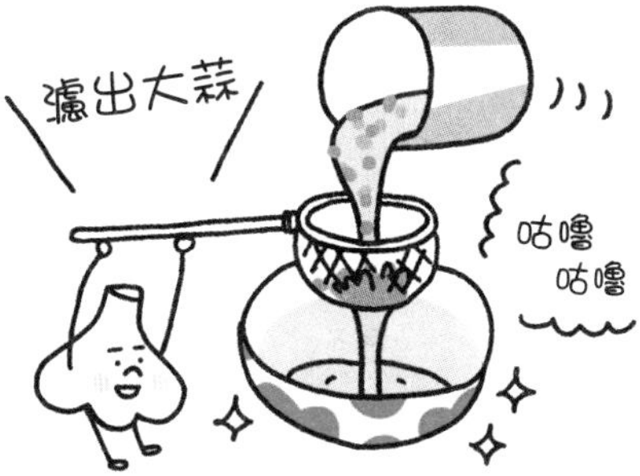
濾出大蒜
咕嚕
咕嚕

保存方法、注意事項

- 倒進密封容器，存放在陰涼處，並在一個月內使用完畢。
- 加熱會破壞大蒜烯，故請常溫存放。
- 一天建議食用2、3湯匙。
- 若想增加大蒜烯濃度，可增加大蒜用量。

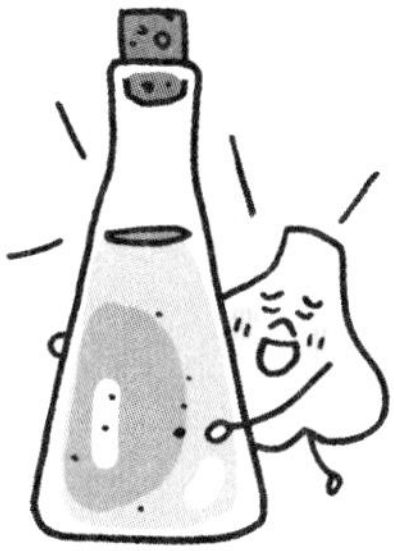

大蒜油的建議攝取量

那麼，一天該服用多少大蒜油比較適當呢？

首先，這邊要說明一下大蒜油的有效成分——大蒜烯的安全性。

研究人員曾經就日本健康・食品營養協會設定的大蒜食品一天攝取基準，讓白老鼠攝取基準六千～一萬倍的大蒜烯，發現並未出現副作用，故判斷大蒜烯的安全性頗高。

大蒜油的另一項要素——橄欖油的安全性又是如何呢？

如同前面談到的，橄欖油擁有大量對身體很好的油酸與維生素E，因此，像Extra virgin oil這種未混有任何雜質的純橄欖油，即可放心攝取。

後面將針對這一點提出相關證明。目前已知，有助於改善心臟病、延長壽命的地中海減肥法，即會在用餐時攝取大量橄欖油，此外，也有科學報告表示橄欖油能夠改善血脂異常、預防動脈硬化。

那麼，整體來說該攝取多少量才適合呢？

一般來說都會以**三瓣大蒜搭配150ml**的橄欖油，但是我自己則習慣以九瓣大蒜搭配150ml的橄欖油，濃度較一般大蒜油濃上三倍，且每天都會飲用四～八湯匙。

可能會有人懷疑這個濃度是否太高，不過以我這些年持續飲用的結果，發現除了自己不小心飲酒過量以外，大部分時候都覺得自己很舒服、健康。

不少患者表示大蒜油並未改善暈眩等症狀，進一步詢問飲用量，才知道他們每天僅攝取一湯匙而已。

當然，也有人只要每天一湯匙的攝取量，就足以改善身體不適，因此，覺得沒效果時不妨增加攝取量看看吧！

個人認為，大蒜油應該是攝取愈多，效果就愈明顯。

此外，前面提到的腦梗塞患者中，在服用大蒜油之後症狀獲得顯著改善的案例，則是每餐攝取兩～三湯匙的大蒜油，因此，個人推測，若想要改善既有症狀，飲用的份量還是多一點為佳。

事實上，我向住院患者推薦的用量也是如此，這些病例都未發生明顯的副作用，人也確實變得更有精神了。甚至有人表示：「大蒜油比西醫療法可靠多了！」

此外，最近愈來愈多人開始關注大蒜烯的驚人效果，因此市面上也出現不少健康食品、現成的大蒜油產品，標榜可輕鬆攝取大蒜烯。

雖然我比較建議各位親手製作，不過畢竟每個人的生活都有不一樣的課題要面對，因此，各位仍應依自己的生活型態，決定最恰當的大蒜烯攝取方式。

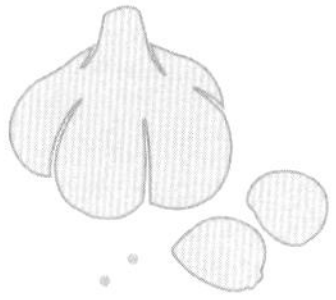

蒜味飄香美味食譜

簡單來說，大蒜油就是含有大蒜成分的橄欖油，因此很適合用來製作料理。我有許多患者都選擇淋在涼拌豆腐上，或與納豆拌在一起，也有人會添加少許鹽巴後沾麵包食用。

要特別請各位留意的是，前面有談到大蒜烯在高溫環境下會破壞殆盡，因此食用前請勿加熱，不適合用來炒、炸。

也有人會將大蒜油加在味噌湯、果汁中飲用，如果在意大蒜特有的氣味，不妨購買市售的空膠囊，填充再吞進肚子裡。

當然，除了將大蒜油加在三餐裡或直接服用，還可將其視為食材多方運用。

為了幫助各位更享受大蒜油生活，接下來要介紹不必加熱的相關食譜，讓各位讀者可以放心攝取大蒜油。

無論大蒜油對身體多麼有益，每天服用難免會生厭，因此，希望各位能夠發揮創意，多方開發適合大蒜油的料理，想辦法讓腦部與身體都能夠常保活力吧！

大蒜油美乃滋

以大蒜油、醋、蛋製成的萬能美乃滋，適合搭配沙拉、魚肉。

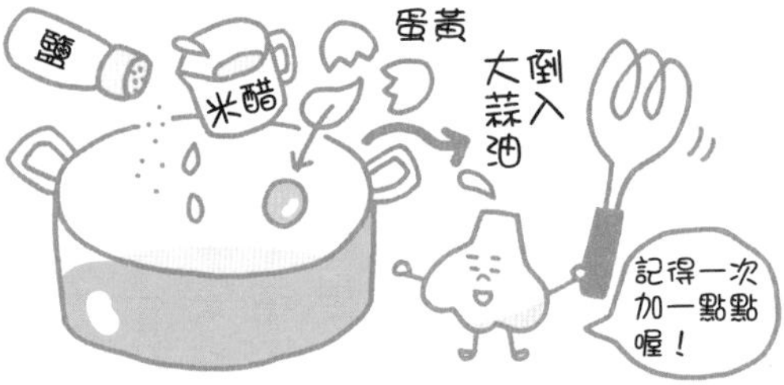
鹽
米醋
蛋黃
倒入大蒜油
記得一次加一點點喔！

【材料】 ②人份

大蒜油…100ml

蛋黃…1顆

鹽…少許

米醋…30ml

【製作方法】

①將蛋黃、鹽、米醋倒進碗裡攪拌均勻。

②將大蒜油慢慢倒入①裡，用打蛋器攪拌均勻。請注意，若一口氣倒太多大蒜油，會使兩者無法順利融合。

洋蔥沾醬

以大量洋蔥製成，適合搭配沙拉、涼拌豆腐等。

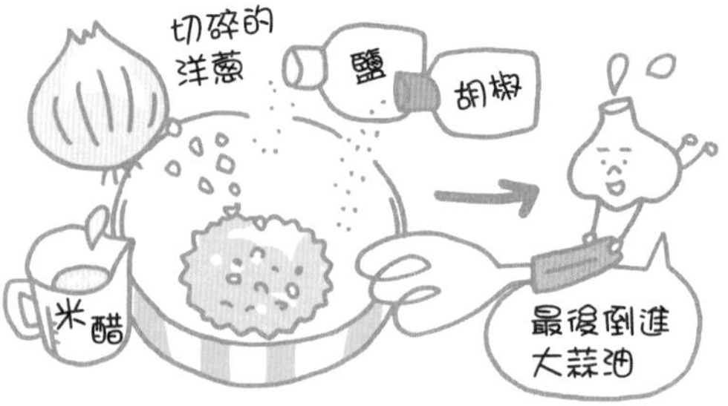
切碎的洋蔥
鹽
胡椒
米醋
最後倒進大蒜油

【材料】 ②人份

大蒜油…100ml

洋蔥…中等尺寸1顆

胡椒鹽…少許

米醋…50ml

【製作方法】

①將切碎的洋蔥放進碗裡，並添加米醋與鹽使洋蔥入味。

②將大蒜油倒入①裡，用打蛋器攪拌均勻。

涼拌番茄

將番茄、洋蔥切細，浸泡於大量的大蒜油，能夠直接食用或淋在涼拌豆腐上。

材料】　②人份

番茄…中等尺寸2顆

洋蔥…中等尺寸1／2顆

大蒜油…2大湯匙

胡椒鹽…少許

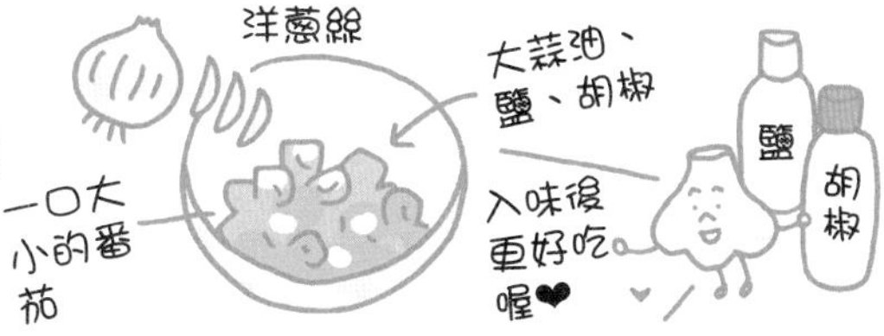

【製作方法】

①番茄切成約一口可食用的大小，洋蔥則沿著纖維切絲後泡進水裡。

②將番茄與洋蔥倒進碗裡，刷上大蒜油，再用胡椒鹽調味，調味完成即可食用，不過放久一點等入味會更美味。適合直接食用，也可淋在涼拌豆腐上或拌麵吃。

酪梨拌醬

將酪梨、蔥、芹菜或蘘荷切細後，再澆上大蒜油即可。

【材料】　②人份

大蒜油…2大湯匙

酪梨…大型1顆

檸檬汁…1小湯匙

蔥…1／4根

蘘荷…1顆

醬油…1小湯匙

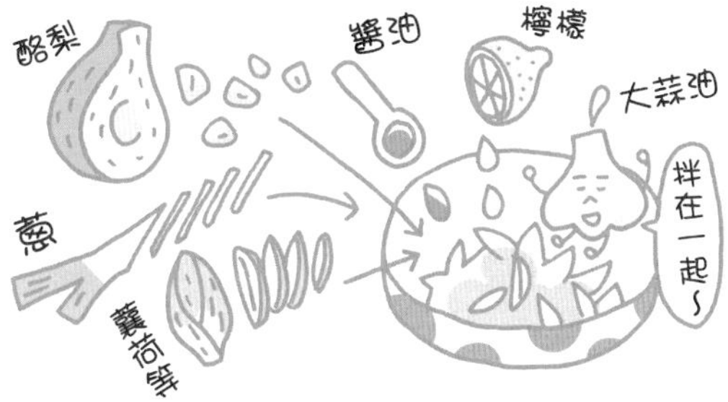

【製作方法】

①將酪梨削皮去籽後，切成一口剛好食用的大小，接著斜切蔥、將蘘荷切片。

②將所有材料倒進碗裡，加入大蒜油拌在一起。

馬鈴薯沙拉

大蒜油打造清爽的馬鈴薯沙拉。

加上前頁介紹的大蒜油美乃滋，即可大幅增添分量感。

【材料】 ②人份

大蒜油…2大湯匙
馬鈴薯…大型1顆
洋蔥…1／4顆
紅蘿蔔…1／4根
胡椒鹽…少許
香芹…適量

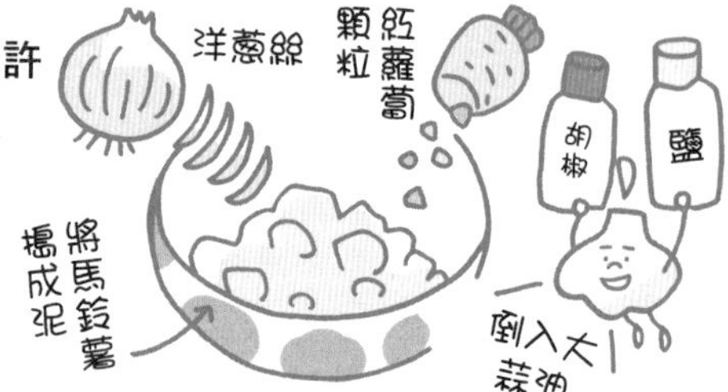

洋蔥絲
紅蘿蔔顆粒
胡椒
鹽
將馬鈴薯搗成泥
倒入大蒜油

【製作方法】

①將削皮後的馬鈴薯切成一口剛好食用的大小，煮熟後趁熱搗成泥；洋蔥則沿著纖維切細後泡進水裡；紅蘿蔔可切成邊長7mm的正方體，再以熱水燙熟。

②將①的所有材料倒進碗裡，接著加上大蒜油與胡椒鹽後拌在一起，並灑上香芹末。

大白菜海苔沙拉

將大蒜油與醬油淋在大白菜、海苔、豆腐皮上方即可。

【材料】 ②人份

大白菜…1／8顆
海苔…1片
豆腐皮…1片
大蒜油…2大湯匙
醬油…1／2小湯匙

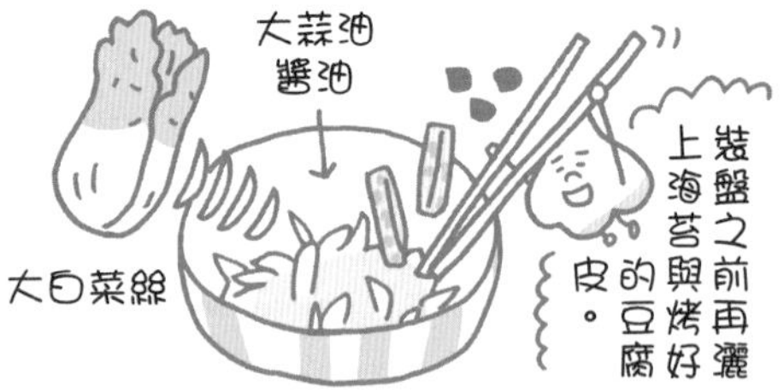

大蒜油
醬油
大白菜絲
裝盤之前再灑上海苔與烤好的豆腐皮。

【製作方法】

①大白菜應以切斷纖維的方式切絲，豆腐皮則應先藉烤箱或平底鍋將兩面煎紅後再切丁（邊長約7mm）。

②將大白菜倒進碗中，與醬油、大蒜油拌在一起，裝盤前再灑些海苔與豆腐皮。

鮪魚排的醬料

將鮪魚排的表面迅速煎熟，淋上由生薑、蔥與大蒜油混合的醬料，也很適合做成蓋飯。

【材料】 ②人份

鮪魚肉…1大片
蔥…1／4根
醬油…1小湯匙
大蒜油…1大湯匙
生薑…約拇指大小
胡椒鹽…少許

【製作方法】

①用餐巾紙吸乾鮪魚表面的水氣，抹上胡椒鹽，接著以中火加熱平底鍋，將魚肉表面迅速煎熟（中間不用熟沒關係）。這時如果火開太大，魚肉表面會過乾，應特別留意。

②將蔥、生薑切成末，與大蒜油、醬油混在一起。

③將①切成薄片後鋪平在盤子上，並將②淋在上面。

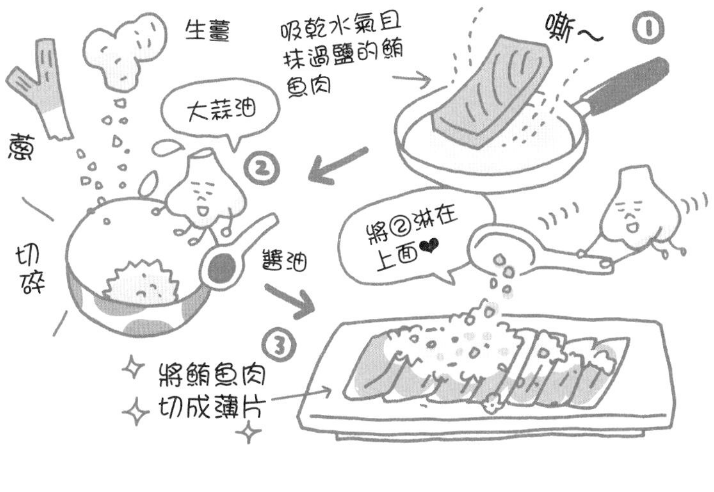

大蒜油冷湯

將魚乾、小黃瓜、豆腐、高湯混合，再淋上大量大蒜油。

【材料】 2人份

魚乾（鰺魚乾、鯖魚乾等）…中型1片（小型2片）

小黃瓜…1根

豆腐…100g

紫蘇…4片

芝麻粉…2大湯匙

味噌…2小湯匙

高湯…300ml

醬油…少許

大蒜油…2小湯匙

【製作方法】

①將魚乾烤軟，挑除魚刺、魚骨；小黃瓜切片、豆腐切成一口食用的大小、紫蘇切細。

②將芝麻粉、味噌、大蒜油拌在一起，倒入湯汁，混合。

③將②與①的魚乾、小黃瓜、豆腐、紫蘇拌在一起，若覺得味道不夠可加點醬油。

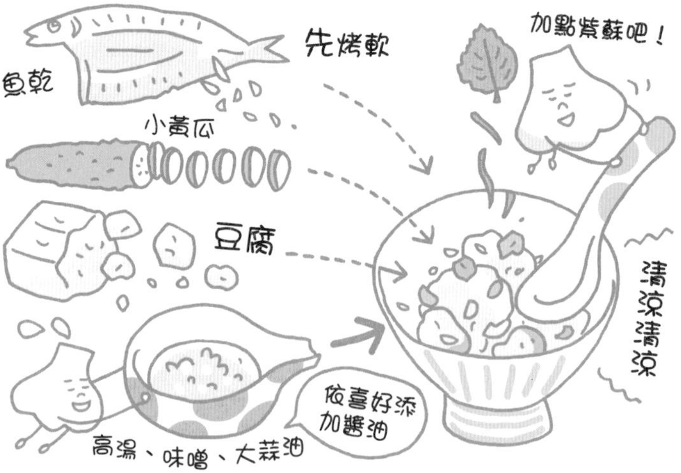

第3章

大腦重返青春！神奇的大蒜油經驗談

遇見大蒜油，人生的重大變化！體驗者的見證

想要了解大蒜油的效果，就先從自身體驗開始吧！俗話說：「百聞不如一見。」大蒜油的效力可是「百聞不如一飲」呢！

第1章曾談到過，我是在病患的推薦下，才踏上飲用大蒜油之路。從病患手上得到大蒜油，嘗試後實際感受到大蒜油的效果。

當時的我正是忙於工作的年紀，因此身體總是疲憊不堪。但是，每天持續飲用兩～三湯匙的大蒜油後，我開始漸漸感受到身體的變化。剛喝下大蒜油沒多久，身體會變得溫暖，工作幹勁也在不知不覺間提升，並一路維持至傍晚。對於工作時身體與腦力都得全力以赴的醫生來說，這是再好不過的功能了。

從那之後，我便開始向門診病患推薦大蒜油。因為大蒜油的原料只有大蒜與橄欖

油，較不容易有副作用，另一個原因就是成本較低。

畢竟，無論大蒜油的效果多麼驚人，一時片刻仍很難看到效果，但是，只要長久維持這個習慣，就會慢慢看見確實的效果。對於必須每天持續的習慣來說，就得格外重視副作用、製作簡便性與價格的問題。

我至今已經向許多患者推薦過大蒜油。

當然，其中也有像許多人表示：「我只喝幾次就就堅持不下去了。」「我沒有每天固定飲用，只有想到時才喝。」一般的藥物如果擅自停藥或斷藥會有風險，但是大蒜油卻不必擔心這個問題，暫停或停止的話頂多就是感受不到效果而已。

能夠養成飲用習慣的人中，有許多人都表示：「暈眩症狀不見了。」「血壓變穩定了。」「變得較不容易感冒了。」「腰部與膝蓋沒那麼痛了。」「我對生活產生了幹勁，能夠以開朗的心情面對每一天。」

雖然沒辦法介紹所有使用者的心得，但是這邊仍刊載一部份病患的感想，包括飲用的方式、獲得哪些效果、持續的秘訣，相信這些資訊對正要開始大蒜油習慣的人來說，都能夠激發不少想法。

中風後，夫妻一起獲得大蒜油的驚人效果

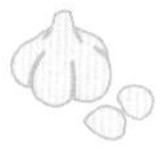

S・A女士　80歲　家庭主婦

我六十幾歲的時候開始會三叉神經痛，這種疾病最大的特色即是臉部嚴重疼痛，而我痛的部位是耳後，三餐也無法好好吃，身體變得很虛弱。

開刀治療之後，我卻感覺口舌處仍然麻麻的，彷彿手術時的麻醉一直沒退完全，讓我變得無法好好說話。天氣愈冷症狀愈嚴重，冬天時若想在戶外說話，就必須先用手帕溫暖臉頰，否則嘴巴幾乎動彈不得。

在我身體如此差的情況下，年約七十五的外子竟然腦梗塞！

在家做生意的外子，是在工作途中倒下的，當時我正好在身邊，所以及時叫了救護車，醫生表示：「再晚一點說不定就回天乏術，但是救回來後的日子恐怕脫離不了輪椅了。」對於一直努力做生意的外子來說，這樣的宣告讓他的未來一片黑暗。

慶幸的是，外子在九死一生中挽回了性命，後來連同復健時間在醫院住了半年，回家後因為右手與左腳行動不便，整天都在發呆。殘留的後遺症——輕度腦損傷也讓他無法清楚表達自己的意思，想說「要去理髮」，竟表達成「想去慶典」。和以前的外子簡直判若兩人。

後來，我在看三叉神經痛的醫院遇見了篠浦醫生，並在他的介紹下得知了大蒜油。我希望外子能夠更有活力，自己也想改善病痛，因此便開始製作大蒜油，每天都夫妻倆一起飲用。

我已經不記得是喝多久之後的事情了，只記得一段時間後，我的身體就逐漸產生變化。嘴裡的痲痺感逐漸減輕，說話變得較為流暢。雖然還無法輕鬆開口，但至少不像以前那麼害怕和人說話了。

不可思議的是，自從我開始能夠放膽與他人對話，心情變得較積極樂觀，有股力量也從胸口湧現。當時不僅得照顧外子，家裡所有事情都由我一手包辦，如果沒有這份力量支撐我，我恐怕會和外子一起倒下。

此外，大蒜油也對外子產生良性影響，現在已經可以在沒有我的幫忙下自己行走，變得能夠自行如廁，省了我不少工夫，相信有過照護經驗的人，都會心有戚戚焉吧！

大蒜油已經成為我家餐桌必備的食品，無論吃什麼都會淋一些。大蒜油可用於炒青菜、燙青菜、煮物等，相當萬用。夏季時還可淋在涼拌豆腐上，或加進涼麵的醬汁裡，就像一般煮菜時灑鹽、淋醬油。

近來，如果外子在餐桌上沒看到大蒜油，還會自己去廚房拿呢！由此可知，大蒜油在我家有多麼重要了。

外子以前非常挑食，現在只要添加大蒜油，不管什麼料理他都願意食用。或許是很高興身體好轉的關係，現在的外子看到任何食物都會爽快地沾大蒜油吞下。

只要三餐正常，身體自然能夠湧現力量，現在外子不僅恢復精神，還會自行外出散步。大量散步後肚子容易餓，因此回家後便能夠正常用餐。吃飽飯湧生體力，外子又會興致勃勃地出門散步。現在外子的腳變得非常有力，一起出門時我甚至得快步才能追上他呢！

雖然外子的右手仍殘存麻痺感，但是現在已經可以利用左手寫出自家地址，曾看過外子對任何事情都興致缺缺的模樣，再對照努力訓練左右手的現在，我真的非常欣慰。

他剛出院那段整天發呆的日子，也宛如作夢一樣，現在每天都會認真確認最愛的歷史節目時間表，就算出門散步也會趕回家看電視。相信這是因為大蒜讓腦部機能恢復正常的關係吧！

隨著外子恢復精神，我的生活品質也隨著提升。

我們夫婦倆加起來超過一百六十歲，一路走來並非完全順遂。我想，現在能夠擁有如此和諧的夫婦生活，最大的功臣當屬大蒜油。

因此，我未來也打算繼續飲用大蒜油。

暈眩改善！血液檢查數值都恢復正常

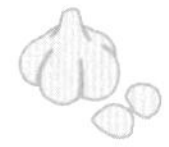

M・I女士　78歲　家庭主婦

我大約是在十年前遇見篠浦醫生與大蒜油。當時外子因硬膜下出血而開刀，之後就是由篠浦醫生負責術後觀察。

現在回想起當年的生活，不禁會佩服起自己：「竟然能夠獨自辦到那些事情。」當時外子已經出現失智症的跡象，跌倒受傷後便得仰賴輪椅生活，最後他甚至已經完全無法自理生活。當時我一邊經營外子的公司，一邊照顧他的起居，同時還得包辦一家六口的家事。

在如此龐大的壓力下，我的身體也出現許多病痛，有時眼前會突然一片紅或一片藍，甚至曾因嚴重的暈眩與反胃，被救護車送到醫院。

體內的膽固醇與中性脂肪數值都提升、牙齒狀況變差、還罹患名為「血小板減少症」的疾病，可以說是滿身瘡痍。

篠浦醫生幫我做MRI檢查，發現我的腦部有部分血流變差，但是還不到非得治療的程度，因此便問我要不要先嘗試大蒜油。

我依循醫生的指導，採用兩倍的大蒜，提升大蒜油的濃度，每天早上都會淋在納豆拌飯上食用。我發現大蒜油抑制了納豆的獨特臭味，也讓白飯嚐起來更甜。

我在製作大蒜油時會以咖啡濾紙慢慢地將大蒜顆粒過濾乾淨。由於濾出的大蒜顆粒也含有大蒜烯，因此我會拿去炒麵或加入味噌湯，物盡其用。

自從開始攝取大蒜油，我的身體真的出現了令人驚喜的變化。首先，視線變色與暈眩的次數減少，其次，血小板、膽固醇、中性脂肪的數值也恢復正常。令人驚喜。

我已經七十八歲，也還有孩子住在家裡，至今仍然能夠善盡家庭主婦的職責，繼續打理家務，每天還會前往健身房、體操教室，生活過得充實有活力。我現在的目標是「破百歲也要身強體壯」，因此，適度的運動與大蒜油，都是今後不可或缺的生活必備品。

大蒜油讓惱人的暈眩症狀與頭痛都消失

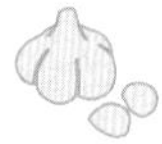

K・K女士 77歲
女性／自營業主

二〇〇七年春天開始，我就苦於頭痛以及起立時會暈眩的困擾。例如：搭電車等必須長時間坐著的時候，每次站起來就會覺得暈眩，而且並非馬上就消失，往往會有兩到三分鐘都維持頭昏眼花的狀態，使我每次外出都格外擔心。

兩年後的二〇〇九年，我計劃去義大利旅行，但是前述症狀仍未消失，讓不安在我心中持續擴大。

這時，篠浦醫生向我推薦了大蒜油。

篠浦醫生認為，我是因為腦部血流狀態變差，所以每次站起來時才會暈眩、眼前一片黑暗。而大蒜油中的大蒜烯，能夠在促進全身血液循環的同時提升腦部血流，說不定有助於改善症狀。

雖然篠浦醫生建議我直接以湯匙飲用大蒜油，但是我對那味道有些抗拒，所以就試著將一小湯匙的大蒜油，加進約50ml的柳橙汁、蘋果汁裡，如此一來，就能夠很順利地喝進肚子裡。後來，我就養成習慣，每天會選一餐在餐後飲用添加了大蒜油的果汁。

大約持續兩個星期左右，我起立暈眩的症狀竟然消失了！這對我帶來了莫大的信心，終於能夠由衷期待義大利之旅。

其他還有許多令人開心的變化。我體內的好膽固醇數值一直低於正常值，令我擔心不已，但是，持續飲用大蒜油，好膽固醇的數值竟然提升了，血糖值也獲得些許改善。此外，我曾有過三次腸阻塞（intestinal obstruction）發作的經驗，現在則完全沒再復發了。

或許是因為免疫力提高的關係，原本容易嘴破的問題改善了，現在也變得較不容易感冒。最不可思議的是，以前不戴眼鏡就看不清楚的報紙，現在竟然可以裸眼閱讀。

正因為自己曾經全身上下都是毛病，所以比他人更了解健康的珍貴。因此，為了今後能夠每天都精神十足，我打算持續飲用大蒜油。

清醒開顱術與大蒜油，讓我八十歲也可繼續工作

T‧M先生　78歲
男性／公司經營者

八年前，我因為右腳疼痛、發麻到處求醫，結果透過MRI發現了腦瘤。

幸好腫瘤不需要立即動手術，因此便觀察了七年，直到兩年前腫瘤變大，不得不切除，才接受了由篠浦醫師執刀的清醒開顱術。

「清醒開顱術」是在病患意識清醒的情況下動刀的最先進技術，日本僅有少數醫生懂得如何操作，而篠浦醫師可以說是這群技術高超的醫師中，最頂尖的超級醫師，因此我便放心地交給他。

手術過程中，篠浦醫師先讓我接受效果十足的局部麻醉後才切開頭顱，過程中必須在腦部暴露的情況下與醫師對話。相信很多人乍聽這種手術，都會大吃一驚：「這種手術不會很可怕嗎？」事實上，由於腦部不具有「痛覺」，所以過程中感覺不到疼

痛，不必擔心。

手術前醫師表示：「你可以拿幾張喜歡的CD過來播放。」因此，手術過程中的氣氛相當放鬆。

清醒開顱術的優點，在於醫師能夠一面觀察病患的反應，藉此掌握手術進展過程的變化。如果採用一般的全身麻醉手術，就必須等到手術完畢，病患醒來後才會發現症狀惡化。而清醒開顱術即可大幅抑制這種情況。

經過十二個小時的手術，我平安無事地被推出開刀房，且術後便立即依醫師推薦，開始飲用大蒜油。

住院期間，我每天都喝三小杯的大蒜油。雖說很多人都不喜歡橄欖油的黏稠口感與大蒜味，但是對我來說，這是能夠「讓身體恢復健康」的食品，因此飲用過程中絲毫不會在意味道。

原本預計要花二十天～一個月才能夠出院，但我卻只花了一個星期左右。出院後，我每天會在吃完晚餐，食用三顆以大蒜油製成的營養補充品，這個習慣一直維持到現在都沒有中斷。

我至今仍經營著公司，每天都會從自家步行去搭電車，全程約花三十五分鐘。由於我的公司在美國也設有據點，因此每年也必須前往美國洽公數次。

我在通勤的路上會盡量走樓梯，至今也每週到體育館報到三次，每次花三個小時左右跑步、游泳等。

即使我已經七十八歲了，但我有自信，自己的腦部與身體都還維持在極佳的狀態。我能夠如此積極度過每一天，除了平常很注意生活習慣外，也多虧了大蒜油的功效。

事實上，我年輕的時候，在哥倫比亞洽公，曾經被當地山賊抓走，陷入「命懸一線」的危機，將我從中解救出來的是知名革命家切格瓦拉（Ernesto 'Che' Guevara 阿根廷出身的革命英雄，他藉由游擊戰幫助古巴革命邁向成功之路，最有名的即是頭戴貝雷帽的肖像），多虧有他，我才能夠再度踏上日本國土。

兩年前的腦瘤，也讓我的人生再度陷入危機。但是，篠浦醫師透過清醒開顱術，挽回了我的性命，也為我守住健康。

為了感謝他們，我必須珍惜自己的健康，因此未來仍打算繼續和比我年輕十八歲的妻子，一起維持飲用大蒜油的習慣，開心地度過每一天。

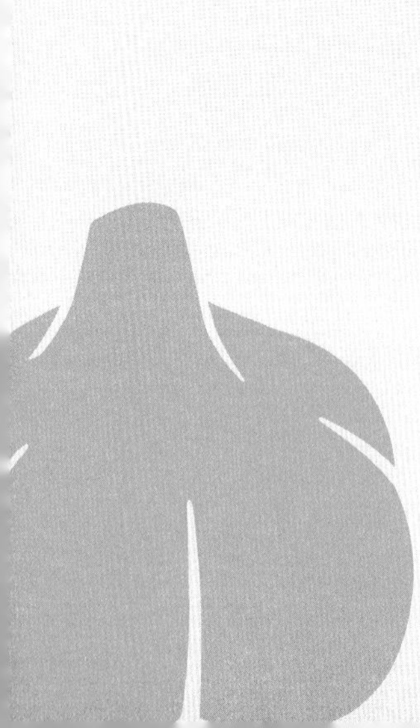

第4章

飲食・運動・生活習慣……對腦部有益的每日小撇步

咖啡是強化腦部的好夥伴

大蒜的歷史悠久，在世界各地都被視為健康食品廣泛使用。個人認為，從結果來看，像這樣擁有悠長歷史又受到各地廣泛認證的食品與飲品，應該就是因為人們攝取後確實獲得效果，才會演變成現在的情形吧？

直到近年，總算能夠透過科學分析，確認這些食品與飲品，是否真的有助於強化腦部。

不過，這世界上恐怕沒有一項食品，多年來一直被廣泛討論，且經過許多不同角度的研究與實驗。這項食品就是「咖啡」。

我現在也維持每天喝咖啡的習慣，尤其是早晨與午休後等準備開工之前，都會先喝杯咖啡好好醒神一番。

此外，休假日午睡醒來，如果喝上三、四杯咖啡，腦部運作就會變得像年輕時一樣順暢，整頓工作的速度也比平常快上許多。

看來，咖啡可以說是強化腦部的好夥伴吧？

咖啡的提神效果源自於其中一種成分「咖啡因」，咖啡因有助於提升認知機能與注意力，並可減輕壓力。

咖啡因提高注意力的功用，在於攝取咖啡因能夠促進腦內的**神經傳遞物「多巴胺（dopamine）」**的結合。

多巴胺又稱為「大腦的獎勵系統」，每當吃下美味的食物，身體就會自動分泌多巴胺，讓人感到喜悅。人們聞到咖啡香氣就會亢奮，喝下咖啡則能感到滿足，這些應該都是源自於多巴胺的作用。此外，當人們感到快樂，就會覺得充滿精神，腦部運作也更加順暢，注意力自然能夠提升。

腦部中受到咖啡因活化的部分，是前面談過的扣帶迴。壓力造成不安、煩躁的情緒，則與杏仁核有關，而扣帶迴則具有控制杏仁核的機能。從這個角度來看，即可推測咖啡有助於提升認知機能、減輕壓力。

咖啡中的有效成分除了「咖啡因」外還有「多酚（polyphenol）」。含有多酚的食品當屬紅酒最有名，事實上，咖啡中含有的多酚濃度與紅酒幾乎相同。目前日本人攝取的多酚中，有一半即源自於咖啡。

多酚具有抗氧化作用，有助於預防動脈硬化，由此可知，攝取多酚有助於預防失智症、腦梗塞。

咖啡中有能夠活化腦部、強化抗壓力的「咖啡因」，以及具有抗氧化作用的「多酚」，讓人不禁聯想到，多喝咖啡是否能夠預防與腦部相關的各種疾病呢？

事實上最近有研究報告顯示，科學家針對平常有喝咖啡習慣的人，與很少喝咖啡的人進行大規模比較，發現咖啡確實有助於預防腦部病變。

目前已知，平常有喝咖啡習慣（每天四杯左右）的人，較不容易罹患帕金森氏症

（Parkinson's disease）。

帕金森氏症起源於腦內多巴胺缺乏，而就像剛才所談到，咖啡因能夠增加多巴胺結合，因此，要說咖啡可降低帕金森氏症罹患機率也不足為奇。

研究過程也發現，攝取咖啡可預防阿茲海默症發作、降低女性腦中風機率、降低神經膠細胞瘤（腦瘤）產生症狀的機率。

近來已經有不少研究報告指出，平常多喝咖啡有助於預防各種腦部疾病。

事實上，咖啡不只對腦部有幫助而已。

有項研究耗費十三年，追蹤了五百一十五萬人，結果發現每天喝四、五杯咖啡的人，死亡率比完全不喝咖啡的人低了一成左右。因為咖啡因不僅可降低腦中風的機率，還可降低心臟疾病、呼吸系統疾病、糖尿病、感染相關疾病、外傷及事故等造成的死亡率。

無論是大規模實驗或基礎實驗，各種報告都顯示咖啡對腦部有所助益。

但是個人認為，有這些作用的恐怕並不只有咖啡。

以日本為例，科學家曾經透過大規模調查，發現日本茶（屬於綠茶）也有預防失智症的效果。

人們都是因為喜歡才會飲用咖啡或日本茶，所以喝了心情會變好、精神也會更飽滿。心情與精神變好，象徵著腦部受到活化，因此，飲用這些飲品自然有助於預防腦部疾病。

這些能夠在漫長歷史受到大眾喜愛的飲料，肯定有其存活至今的理由。

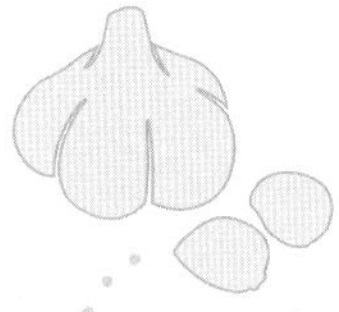

對腦部有益的飲食、食品

能夠透過每天三餐提升腦部運作，是再好不過的事情。

針對這個主題提出最多醫學報告的，則是「地中海減肥法」。

地中海減肥法，一如字面上所述，指的是地中海沿岸的南歐傳統飲食習慣。

具體的飲食內容是以大量的橄欖油、膳食纖維、水果、蔬菜、魚肉為主，少量至中量的紅酒為輔。

科學家透過大規模調查，發現採用地中海減肥法的人，死亡率低於未採用地中海減肥法的人，前者腦梗塞的風險也較後者低36％，由此可判斷地中海減肥法有助於預防失智。

但是，每天落實地中海減肥法的日本人並不多。最近也出現了「最適合日本人的飲食法」相關的醫學報告。

根據這些報告可以發現，阿茲海默症好發於偏食者，尤其是魚肉、黃綠色蔬菜攝取量較少的人。由於地中海減肥法的觀念是大量攝取魚肉與黃綠色蔬菜，有助於預防失智症，因此可以看出日本與歐洲也有相似之處。

傳統的日式飲食以魚肉與蔬菜為主，因此，未來想必也會有許多大規模的實驗與調查，揭露日式飲食對日本人的腦部帶來多少助益？如何延長壽命？

近來也有報告指出，沖繩人因為開始捨棄傳統飲食，學美國改吃速食，所以平均壽命已經下降，由此應可判斷，日式傳統飲食確實對日本人的健康有所助益。

以我自己來說，隨著年紀增長，就愈喜歡吃日式傳統飲食，或許，這是因為我的腦部與身體，察覺到日式傳統飲食有助健康的關係。

所以，日式傳統飲食中的主食——米飯、麵包等，也對腦部很好吧？

腦部活動時的唯一能量來源就是葡萄糖，因此，能夠提升血糖值的碳水化合物——米飯、麵包，是腦部要維持運作時非常重要的食品。尤其是早晨，確實攝取碳水化合物，更能夠輕易催動腦部的「引擎」。

全穀物——糙米、全穀物麵包、燕麥片等，含有豐富葉酸、維生素B1，目前已知這些食品對腦部具有正面的影響。

還有哪些食品會為腦部帶來好的影響呢？

首先談到的是水果。目前有醫學報告表示，草莓、藍莓、深紫色康科特葡萄（Concord grape），以及果實類的胡桃、堅果等，具有改善記憶的作用。因此，我每天早上都會飲用康科特葡萄汁，服用藍莓製成的健康食品。

接著談到蔬菜方面。番茄、黃綠色蔬菜、豆類等，都含有豐富的維生素與葉酸，有助於預防失智症。豆類的其中一項成分——磷脂絲胺酸（Phosphatidylserine），也有助於改善老年人的記憶。

目前有研究報告顯示，鮭魚、鮪魚、鯡魚等含量豐富的N－3系列多元不飽和脂肪酸（long chain polyunsaturated fatty acids, PUFA）有助於減緩失智症發生。食用含有二十二碳六烯酸（Docosahexaenoic acid, DHA）、花生四烯酸（Arachidonic acid）的營養食品，也有助於預防失智症。

酒品方面則以紅酒為主，據說每天飲用一～四杯紅酒的人，比起沒有飲用紅酒習慣的人，更不容易發生腦梗塞與失智症。

地中海減肥法的飲食中，即含有這些對腦部有益的食物，包括水果、蔬菜、魚肉、適度飲酒，因此自然能夠活化腦部、延長壽命。

嘴饞時食用的巧克力中含有可可亞成分，可可亞中含有豐富的多酚，同樣有助於活化腦部機能、預防失智症。但是，必須食用黑巧克力才會見效。

日本人愛喝的綠茶也具有預防失智症的效果，最大的功臣應該是其中的兒茶素（catechin）。

最後要介紹的，是原料產自熱帶地區的大溪地諾麗果汁。我每天早上起床後，都會飲用30 ml的大溪地諾麗果汁，喝完後會感受到有股熱力從體內擴散開來，腦部也會更加清醒。

醫學界也曾對大溪地諾麗果汁特別進行研究。

科學家在白老鼠實驗中，發現大溪地諾麗果汁可預防乙型類澱粉蛋白（與阿茲海默症發病有極大的關聯性）引發的認知障礙、腦梗塞導致的神經障礙、增加神經傳遞物「乙醯膽鹼」與血流量以改善記憶等。

此外，科學研究也證實大溪地諾麗果汁具有抗氧化作用，在動物實驗中達到抗癌的效果。

事實上，連動物實驗也證明，能夠保護腦神經、抗癌的食品，只有大蒜烯與大溪地諾麗果汁而已。

因此，如同前面談到的，我在為腦癌病患進行初期治療時，都會建議對方同時飲用大蒜油（大蒜烯）與大溪地諾麗果汁。其中有部分患者獲得了顯著的效果，最起碼，也透過這兩者改善了生活品質，為未來生活增添不少希望。

酒精對腦部的傷害

對腦部有負面影響的食品分為兩種，一種是少量攝取時無影響，大量攝取才會傷腦部，另外一種是少量攝取對腦部有益，但是吃太多就傷腦。

前者最具代表性的包括乳瑪琳（margarine）、抹醬（fat spread）、起酥油（shortening）中的反式脂肪（trans fat）。

後者最具代表性的則是酒類。這邊就先針對酒類詳細介紹吧！

酒類可以說是從人類史開始後有的飲品，既然會傷害腦部，為什麼會受人喜愛至今呢？想必還是有什麼優點才對。

根據最近的報告，適度飲酒會對腦部運作帶來正面影響。

經過大規模調查，發現有稍微飲用紅酒習慣的人（約一～二杯玻璃杯），以及飲用量稍多的人（約三～四杯玻璃杯），發生腦梗塞的機率低於完全不喝的人。

超過五十五歲的人當中，稍有飲酒習慣的人，比完全不喝的人還不容易罹患失智症。

當然，過量飲酒對腦部會有負面影響，不僅會傷害腦組織，還會引發腦部萎縮，對記憶等認知機能帶來損傷，造成悲慘的晚年生活。

綜前所述，可以知道適量飲酒才是對腦部最好的方式。

但是，「適量飲酒」這件事情，做起來卻沒那麼簡單。

為什麼「適量飲酒」會困難呢？根據腦科學研究，控制飲酒量的機能與獎勵系統的特性息息相關。

腦部的「獎勵系統」，指的是欲望獲得滿足時，或是對獲得滿足感到期待時，會使人感到開心的神經系統。主要藉由分泌神經傳遞物——多巴胺，賦予腦部快感。

很多人應該都有發現，喝酒會使心情變好，還可降低不安感。這是因為酒醉會喚醒獎勵系統，因此令人感到開心。

獎勵系統是促進人類行動的一大原動力。

當人們受到稱讚，獎勵系統同樣會活化，使腦部運作更加順暢。同樣的，適量飲酒也可以促進腦部活化，有助於預防各種腦部疾病。

但是，這個獎勵系統存在的腦部位置，是以動物本能主掌行動的部位，因此並非理智可輕易掌握。

當腦部的需求獲得滿足，下次就無法以相同的量打發獎勵系統。想要使心情變好、消除不安感，就必須飲用更多的酒精，漸漸變得一發不可收拾，最後演變成酒精中毒。

這是因為多巴胺受體會隨著飲酒量增加而減少，讓身體對酒精變得愈來愈不敏感，如此一來，腦部就會為了獲得快感，渴望更大量的酒精。酒精中毒，同時也代表獎勵系統所在的腦部體積減少，因此如果不喝更大量的酒精，就無法製造多巴胺。

那麼，該怎麼做才能夠將飲酒量控制在適當的狀況呢？想要避免酒精中毒，就必須使「主掌自我的腦部領域」確實運作，才能夠有效控制獎勵系統。

以我的經驗來說，下一節談到的「冥想」是最有效的。我剛開始冥想一、兩個月左右，就算不喝酒也不會失眠。

現在回想起來，我是因為懷疑睡眠無法消除疲勞才會開始飲酒。由於冥想能夠促進自我領域的腦部活化，讓腦部在平日能夠盡情地運轉。

如此一來，不必飲酒也能夠睡得香甜，隔天腦部也會非常清楚，讓腦部發揮到最大功效。

當然，如果連續幾天睡前不飲點酒，仍會覺得無法徹底消除白天的疲勞，腦部的效能也會降低。因此，我目前的一大課題，就是得想出一個最佳規律——哪幾天完全不碰酒、哪幾天喝少許的酒、哪幾天應該多喝一點……以消除工作帶來的壓力。

前面曾談過的咖啡，同樣與獎勵系統息息相關，由這些飲品可以發現，日常生活中多與獎勵系統打交道，就有機會活化腦部。

因此，請將飲酒當成一整天辛苦工作的慰勞方法，有節制地飲用吧！個人認為，這才是對腦部最佳的做法。

冥想促進大腦活化

四千年前的摩亨佐達羅遺跡（Mohenjo-daro）中，挖出了正在冥想中的雕像。由此即可看出，冥想在這世界已經存在非常悠久。近來醫學界也相中冥想對腦部的好處，開始進行各種研究。

冥想有非常豐富的做法，我以前曾和泰國僧侶交流，得知非營利組織「活化腦部協會」的冥想方式，與我平常的做法截然不同。但是，儘管冥想方法各有差異，但是基本原理相同，均對腦部有所助益。

這邊要說明的是我平常慣用的冥想做法，幫助各位了解為何冥想對腦部有好處，並打算從科學的角度，了解冥想共通的原理。

我平常的冥想做法簡單來說就有兩大重點：

①以腹式呼吸法緩緩吐納
②閉上雙眼隔絕外界

只要將這個極其簡單的冥想法養成習慣，就能夠對腦部造成各式各樣的效果。

以我的經驗來說，大部分的人都能夠透過冥想改善精神層面的問題，例如：不安、壓力、情緒化。對於失眠、各種過度依賴、不安神經症、憂鬱症等也有改善的效果。

為什麼執行這兩個步驟，會對腦部帶來正面效果呢？

首先要談的是第一個步驟——以腹式呼吸法緩緩吐納。

以生理學的角度來看，緩慢的吐納會引發迷走神經反射，刺激連接心臟的副交感神經活化，使心跳變慢。

相反的，當身體感受到強烈壓力時，就會使杏仁核活化，對交感神經造成刺激，導致呼吸變快、變淺，可能會引發過度換氣或恐慌。

自古以來面對這種情況，都會建議像冥想一樣，緩緩地吐氣使身心冷靜下來。

這種從古老時代流傳到現在的冷靜法，能夠刺激副交感神經，使受到壓力過度刺激而將重心放在交感神經的自律神經，恢復較適當的均衡度，讓腦部能夠沉穩地對抗壓力。

接著要探討的是第二個步驟──閉上雙眼隔絕外界。

這個步驟能夠幫助扣帶迴等與自我相關的領域活化，有助於腦部機能活化。

近來的腦科學領域，終於能夠證實這個理論。大約十年前，科學研究找到了「當人們在清醒的狀態下，隔離外界刺激時會受到活化的腦部部位」，而這個部位正是掌控自我的領域。

這個領域在正常的狀態下，會對腦部整體下達指令。

但是，當人體受到過大壓力刺激時，就會使杏仁核活化，在腦中產生異常迴路。

這時，人們的行動就無法經過大腦深思，會不由自主陷入逃避、易怒。

想要阻斷如此奇怪的迴路，只能暫時隔絕壓力所造成的刺激。而冥想即可在清醒的狀態下阻斷刺激，讓大腦逃離這個迴路，找回最正確的使用方式——由掌控自我的領域，幫助大腦在做決定前能夠先經過審慎思考。簡單來說，就是讓大腦「重新開機」。

為什麼讓與自我領域有關的部位，掌控整體大腦比較好呢？事實上，如果由掌控自我的領域，向整體腦部發號施令，各部位才能夠各司其職，視狀況提出較高水準的判斷，當身體依據經過深思的決定行事，自然能夠帶來較好的結果。

觀察他人的人生，即可驗證這個事實。

無論在哪個領域，都不見得只有從年輕時就大放異彩，走在菁英路線的人，才能夠獲得成就。許多人在年輕時都沒有顯著的才能，而是耗費大把工夫仔細鑽研特定領域，不斷地提升自己的能力，即使中年才開始努力，最後仍然能夠創造出驚人的大事業。

腦部外側與人的才能有關，腦部內側則與自我有關，從長遠的眼光來看，後者運用得當遠比前者運用得當重要得多，唯有能夠好好掌控自我的人，才能在漫長的人生中不斷提升。

因此，必須藉由冥想等方法，為腦部製造出能夠脫離外界刺激的機會。

舉個簡單的例子來說，冥想就像江戶時代（西元一六〇三～一八六七年）的日本，透過鎖國政策隔絕周邊國家，獨自培養成熟的日本文化，終於確立武士道般的日本精神。正因為少了其他文化的刺激，才能夠讓日本這塊土地，自然而然地創造出專屬的風格，形成獨特的自我。

目前已經有許多腦科學相關報告證實，冥想有助於提升腦部運作。

冥想能夠活化的主要是右腦，其中又以掌控自我的扣帶迴等領域效果最大。

持續冥想的年數愈長，透過冥想活化的腦部就會因為經常刺激而成長，簡單來說，就是冥想能夠讓與掌控自我相關的腦細胞自然變多。

腦細胞變大，該部位的腦機能也會隨之強化。因此，冥想能夠自然而然地強化控制自我的地方，進而提升對杏仁核等處的控制能力，使抗壓性更佳。

活化偏右腦的自我掌控處，也有助於提升專注力與注意力。

接著搭配緩慢的吐納，即可使副交感神經的運作優於交感神經，讓心情穩定。

前面曾經談過，冥想能夠增加腦內神經傳遞物「多巴胺」，由於多巴胺是掌控「快樂」的重要物質，因此多巴胺增加，有機會改善、預防憂鬱症。

冥想與大蒜油同樣都對腦部有正面影響，且兩者均不用花大錢，也不會耗費太多工夫，因此我常常推薦給自己的病患。

以病例5（P25）的患者為例，持續這些習慣一年後，與阿茲海默症相關的腦部血流確實獲得了改善。

因此我在思考，冥想或許是種極具發展性的作法，能夠幫助腦部機能重返青春！

活化腦部的運動技巧

最近有許多報告表示，運動能夠活化腦部，有助於預防失智症。

根據德國研究團隊發表的報告，他們花了兩年時間，追蹤四千名左右五十五歲以上的人，結果發現，有運動習慣的人，認知機能減弱的程度低於沒有運動習慣的人。

美國研究團隊同樣耗費兩年時間，追蹤了一千一百名左右五十歲以上的人，發現相較於完全不運動或從事輕度運動的族群，從事對身體略帶負擔的運動（跑步、游泳、武術等）者，認知機能減弱的程較低。

也就是說，單純從事散步等輕度運動，對失智症無法達到真正的預防效果，因此，如果想要藉由運動預防失智症，就必須採用跑步等，會對身體造成些許負擔的運動。

醫學界也藉由人體、動物實驗，探究運動為何能夠預防失智症，並提出了五花八門的研究報告。

首先，白老鼠實驗中發現運動能夠增加海馬迴（Hippocampus）中的腦源性神經滋養因子（BDNF, Brain-derived neurotrophic factor），進而促進海馬迴的神經再生，提升學習能力。

人體實驗中也發現，運動能夠促進腦部血液循環，提升腦部體積。這是因為運動可以改善心臟機能，連帶增加腦部的血流量。

當腦部血流量增加，腦部的細胞就會長大，自然而然提升腦部機能，有助於預防失智症。

部分研究報告，也找出了運動對腦部有益的其他因素。運動（尤其是有強度的運動）會促使肌肉內部產生自由基，身體為了「清除」這些自由基，會生成更多的抗氧化酵素等，進而對身體帶來正面影響。

也就是所謂的激效作用（hormesis 輕微的壓力能夠活化身體）。體內自由基過多可能會引發阿茲海默症等認知方面的障礙，但是，藉由適度運動製造出少量自由基，可以誘導身體生成更多清除自由基的酵素，反而對腦部有正面的效果。

前面有提到，某個大規模調查報告顯示，對身體造成些許負擔的運動，會比輕鬆散步更有助於預防失智症，這份報告即與前述理論不謀而合。

在這份表示負擔較高的運動能夠預防失智症的報告中，指出適當的運動包括快走、健行、有氧運動、鍛鍊肌力的運動、打高爾夫球時不搭乘高爾夫球車、游泳、雙人網球、必須使用運動器材的運動（例如：騎室內腳踏車等）、瑜珈、武術、舉重等。

我自己是從五十二歲才開始練習空手道，當然，我已經這把年紀了，主要是為了預防失智症，並非打算鍛鍊出矯健的身手，但是練習空手道卻為我帶來許多附加效果。

其中之一，就是「動手術時變得更加俐落」。

仔細思考會發現，我以前的興趣是讀書，主要使用的都是左腦，因此，我能夠將手術過程相關理論，轉化成有系統的語言，進而按部就班地執行。嚴格遵循理論動刀的結果，才能夠有效降低手術過程時的意外。

但是反過來說，卻因為平常不常使用右腦，對空間的認知機能較弱。從動腦部手術的角度來看，「腦部」也屬於一個空間，因此，我對自己在現場隨機應變的能力感到有些不安。

空手道是種必須視空間的變化，靈敏變換動作的運動，所以自從我開始練習空手道，我對於自己應變能力的不安就漸漸消失了。我想，這該歸功於運動幫我鍛練了不常用的右腦吧！

此外，空手道對腦部最棒的地方，就在於消除壓力。練習空手道的過程中，如果沒有集中精神很容易受傷，這種緊張感反而能夠幫助我轉換心情，即使背負著沉重的壓力，每當練完空手道，都能夠將壓力拋諸腦後。

從我的經驗看來，空手道是我試過的方法中，最能夠消除壓力的一種，效果遠高於睡眠與飲酒。

個人認為，會對身體造成些許負擔的運動，有助於預防失智症的另一個原因，在於當運動帶有某種程度的負擔時，運動者必須集中精神進行，消除壓力之餘活化了腦部機能。

當然，該從事負擔程度為何的運動，才能夠對腦部帶來正面效果，完全因人而異。如果從事的運動過於激烈，已經超出自己的能力範圍時，身體就會來不及消除製造過多的自由基，如此一來，就失去了預防失智症的效果。

甚至還可能引發心律不整（cardiac arrhythmia）導致早死。職業運動員與小說家並列兩大容易早死的職業，或許就是因為工作內容對身體與腦部造成過大的負擔吧！

由此可知，運動程度只需超出能力一些些，並持之以恆，才是對腦部最有益的方式。

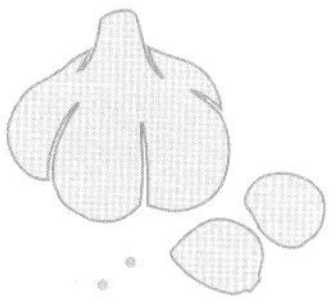

改變看待壓力的眼光

失智症等腦部老化病症，都與壓力有極大的關聯性。

從以前就常常發生類似的案例，老年人因為急遽的環境變化而出現失智症狀。在我的醫病經驗中，其他像是腦中風、憂鬱症、焦慮症等精神疾病，以及帕金森氏症等神經退化性疾病（neurodegenerative disease），都與壓力脫離不了關係。

壓力，可以說是引發腦部病變的最大兇手。

那麼，遇到人生必然遇見的壓力時，該怎麼辦才好呢？

首先，請嘗試本書前面介紹的所有方法吧！

大蒜油、咖啡、對腦部有益的食品、冥想、運動等，不僅能夠預防甚至是改善腦部疾病，還能夠減輕壓力造成的症狀。

以我的實際經驗來說，每當我面臨手術等重大壓力或日常生活的壓力，只要攝取大量的大蒜油，就會不禁產生鬥志，覺得眼前的障礙稱不上什麼，自己有能力跨越！

我身為日本壓力協會的理事，最近也聽說了一種從美國傳來的方法。

這個方法名為「經顱微電流刺激療法（Cranial electrotherapy stimulation；CES）」，會透過雙耳傳輸不同頻率的低電流，可用來治療失眠、憂鬱症、焦慮症，不僅幾乎沒有任何副作用，在治療失眠與焦慮症方面，也有許多研究證實效果優於藥物治療。

我自己曾經試過這種療法，在治療後幾天內都感受不到壓力，心情很平靜，晚上也睡得很好。我推測這個療法的原理，應該是透過電流刺激，解除腦部因壓力所形成的有害迴路。

日本有句俗語：「討厭和尚時，連袈裟都看不順眼。」因此，當腦部感受到壓力，無論面對什麼事情都會陷入負面情緒。藉由電氣的刺激，解除壓力在腦中形成的迴路，腦部才能從壓力中解脫，在不受牽制的情況下自由運作，因此可減輕失眠與不安感。

也會有人詢問：「我該怎麼看待壓力呢？」

美國哈佛大學（Harvard University）曾執行過一項心理學實驗，發現身體的反應會因人們看待壓力的方式而改變。

以負面情緒看待壓力時，從心臟輸出的血液量會下降，進而提升血管阻力（vascular resistance），對身體帶來不好的影響。

但是，認為壓力有助於身心訓練的人，承受壓力時心臟輸出的血液量反而會提升，並減輕血管阻力，對身體帶來好的影響。

事實上，壓力有助身心的觀念並沒有錯。壓力能夠喚醒身體專門用來抗壓的基因，進而激發出更強悍的能力，對身體來說是好事一件。

科學家經過大規模的調查，也得出了相同的論述。認為壓力會妨礙健康的人，死亡率高於不這麼認為的人；此外，即使面對強大壓力，仍舊認為壓力不影響健康的人，死亡率不僅偏低，甚至還低於根本沒什麼壓力的人。

也就是說，面對壓力時不應太過悲觀，採取積極的心態才是最健康的方式。

那麼，該怎麼做才能夠在面對壓力時，保持積極的心態，往好的方面思考呢？

個人認為，最符合現代人的方式，就是提出科學事實與能夠證明科學理論的歷史事實。

適度壓力能夠使生物更有精神的現象，就是一種「激效作用」，正因為有這個情況的存在，所以我認為科學事實非常重要。

這是由最近過世的美國博士，湯瑪士・唐納・拉奇（Thomas Donnell Luckey）博士發現的。他看見美國太空人在飛行過程中，雖然置身於比一般人多上數百倍的輻射中，卻能夠以非常健康的狀況回到地球，對此感到非常訝異，進而推衍出這個理論。

他透過各種研究發現，低量輻射反而能夠促進生物活性化。

對生物體來說，輻射也屬於一種壓力，暴露在輻射中會使生物體內產生自由基。

生物體為了自我保護，會自行產生出抗氧化酵素等，想辦法清除這些自由基，這些過程都會提升生物的活力，反而具有更佳的抗壓性。

但是，將與輻射相關的激效作用理論，拿來探究政治、歷史、感情方面的問題時，卻眾說紛紜，尚無法取得共識。儘管如此，從氡泉能夠治病的研究結果來看，至少在醫學界沒有人反對，輻射的激效作用能夠對病患產生療效。

從生物本質的角度來看，當體內因壓力而產生自由基，如果沒有為了保護自己而啟動清除活性氧的機制，自由基就會引發基因變異，導致癌症、死亡等。

生物要面對的壓力不只有輻射而已，不管面對何種壓力，只要無法產生相應的機制清除自由基，很快就會死亡。因此，若生物體內缺乏跨越壓力的基因，就會在進化的過程中自然淘汰。

相信各位讀到這邊會產生疑問：「既然適度的壓力會讓人類更有活力，為什麼會有人因為壓力而生病呢？」

這就要回到前面的話題——引發疾病的並非壓力本身，而是人類看待壓力的方式。如果以負面情緒看待壓力，受到壓力衝擊就一蹶不振，體內血液循環就會變差，並產生大量的自由基，當然會造成疾病。

相反地，只要相信生物本能，堅信壓力具有激效作用，反而能讓身體更有活力，就能夠像哈佛大學實驗結果一樣，心輸出量（cardiac output）增加，使血流能夠流至身體各個角落，讓人熱血沸騰。

其實歷史上也發生過不少類似的事蹟。

例如：日本幕府末期明治維新的推手——打造松下村塾的吉田松陰，他的人生可以說是激效作用的最佳驗證。

他曾因預備偷渡出國而被捕入獄，沒想到卻不斷振作，變得益發神氣。他在獄中學習、學習做人的道理、磨練身心，結果形成了極具魅力的個人特質，對松下村塾的年輕人們產生了莫大的影響。

人。

吉田松陰的人生，透過接踵而來的壓力不斷壯大，因而跨越各種障礙成為偉大的人。

當然，像吉田松陰這樣的偉人，原本就有過人之處，才會成為流傳千古的偉人，但我相信就算是一般人，同樣擁有轉化壓力的能力。

例如：戰後留在西伯利亞的滯留日本人，有位極其普通的護士表示：「我在西伯利亞的生活是這輩子最糟的經歷，現在回到日本的平靜生活對我來說則是最棒的生活。我認為同時經歷過最糟與最棒，才能夠體會到真正的幸福。」

以我自己來說，人生最快樂的瞬間，就是在手術前感受到莫大的壓力，但是卻完全不認輸，努力跨越障礙。

跨越壓力的瞬間，就代表自己又往前邁進了一步，或許對人們來說，這才是最幸福的事情。若能夠這麼想，或許就能一點一滴地改變看待壓力的方式了。

刺激軀幹肌肉可以活化腦部

談到壓力，就不得不談及支撐軀幹的「軀幹肌肉」。

目前醫學界尚無法正確地指出腦部哪個部份與軀幹有關。

但是，有報告指出，某病例患者的扣帶迴（與掌控自我的領域有關）發生腦梗塞，儘管患者手腳沒有麻痺問題，軀幹卻無法保持固定姿勢，使患者無法坐穩。此外，我也親眼看過有患者因為腦瘤長在與掌控自我有關的區域，結果因為沒辦法保持固定姿勢而無法久坐。

因此，從醫學角度來看，我認為控制軀幹與控制自我的領域應該相差不遠。

能夠對自我掌控得宜的人，通常也會抬頭挺胸，因為壓力等而難以掌控自我的人，往往彎腰駝背，看起來很沒精神——聽到這種常見的例子，各位想必會點頭如搗蒜！

西醫有種「順勢療法（homeopathy）」，類似中醫的以毒攻毒。當身心承受壓力時，在一定時間內緩緩地對軀幹施加壓力，有助於改善失眠等問題。日本是從三十年前左右，由「平衡治療（Balance Therapy）」創始人美野田啟二開始推廣這種療法。

這種紓壓法非常簡單，首先讓患者趴著，然後由治療者以掌心在肩膀、腰部、兩者之間這三個區塊，以每十五秒休息五秒鐘的頻率，施壓四～七公斤的力道，並持續十～十五分鐘。

這是每個人都能夠輕易辦到的科學性療法，能夠明顯改善壓力造成的失眠、焦慮、憂鬱等腦部失調問題。

為什麼這種方法能夠紓壓呢？調查腦部血流後可以發現，做完這種療程，主要增加血流量的，即是掌控自我的腦部領域。

透過這種順勢療法型的按摩可以發現，軀幹肌肉的硬度主要分為三種。

第一種，就是正常的肌肉狀態。這種狀態在施壓前較為柔軟，施壓後就會因為肌肉反彈力道而變硬。

第二種，即是在按摩前就呈現僵硬狀態的肌肉。這種肌肉會隨著順勢療法型按摩的實施次數而變軟。通常受壓力或失眠所苦的人，體幹都非常僵硬，因此透過順勢療法，按摩紓緩這些肌肉，自然能夠改善失眠等症狀。

第三種，則是按摩前較為柔軟，施壓後也不會有太大反應，肌肉反彈力道較微弱的類型。這種情況多半出現在患有憂鬱症等精神疾病的患者身上，或許是因為服藥而削弱軀幹肌肉應有的正常反應。

事實上，這類人在接受前面提到的「經顱微電流刺激療法」治療時，即使將電流提升到一般人會顫動的程度，他們仍毫無感覺，彷彿什麼事情都沒發生一樣。

經顱微電流刺激療法，主要是透過電流降低腦部異常迴路的活性。個人推測，這些患者服用的藥物，會使維持軀幹肌肉緊張的正常迴路變得遲緩（或許就是因為這樣，患者的軀幹肌肉才會缺乏反彈力道），這種狀態下的患者，原本就失去了正常的腦部迴路，因此無論電流開得多強都沒辦法恢復。

經顱微電流刺激療法效果高於服藥的原因也在這裡。服藥是為了治療異常的腦部迴路，卻會影響到原本正常運作的迴路，讓患者難以恢復正常的社會生活，但是經顱微電流刺激療法卻只會對異常的腦部迴路產生效果，因此能夠帶來較好的結果。

另外有種療法，會在為軀幹按摩的同時，塗抹具有激效作用的乳霜。這是由「健康設計師協會」的增田洋一所創立的「激效・淋巴按摩術」，能夠改善憂鬱、焦慮等症狀，對精神方面帶來正面的影響。

如前所述，軀幹肌肉會與人的精神有著密切的關係，如果罹患精神疾病，連軀幹肌肉都會失調。這是為什麼呢？

個人推測，這必須追究到「人類的進化程度為何比其他動物高」，這種生物本質層面的問題。

想必各位不用特別說明也知道，人類的進化程度之所以優於其他動物，是因為僅需雙腿即可站立，能夠自由運用雙手的關係。但也因為如此，人類的身體平衡比其他動物更不穩定，軀幹肌肉等部位也必須耗費更大的工夫以對抗地球的重力。

當軀幹肌肉能夠視情況做出適當的反應，身體才能夠靈敏地活動。如前所述，服用精神疾病治療藥物的患者，由於軀幹肌肉變軟，在無法施力的情況下沒辦法維持正常的舉動，因此，這些人的動作通常都相當緩慢。

另一方面，人類為了在這個社會生存，腦部機能比其他動物更加複雜，這時，假設堪稱「司令中心」的自我領域無法確實運作，就沒辦法應付五花八門的生活狀況。

人類在進化過程中演變成現在這種難以取得平衡的體型，使得軀幹肌肉必須更加確實運作，才能夠視情況做出相應的動作，整體狀況就如同腦部機能。

前面談到的各種證據，均證明掌控自我的腦部部位，與掌控軀幹的腦部部位屬於同一區塊。

此外，近來也出現許多研究報告，表示掌控自我的腦部部位發生異常時，會引發各式各樣的精神疾病，也就是說，精神疾病源自於自我部位病變，與軀幹肌肉運作異常同樣脫離不了關係。

從其它方面也可以看出軀幹的重要性。

最近足球選手長友佑都，透過鍛鍊軀幹大幅提升球技，並在義大利足球聯賽中表現優異。這樣的進步有一大部分，源自於他心靈層面的強悍。

教育家森信三曾說過：「挺直腰桿就會神清氣爽。」這句話表現出了軀幹的重要性。挺直腰桿，代表坐在椅子上時臀部向後、腰部向前挺起、下巴收起的姿勢，這個姿勢能夠提升腦部運作與抗壓性。

隨著一波又一波的研究，人類愈來愈明白軀幹對人類大腦的影響有多麼大，相信日後會更加重視軀幹活化腦部的機能。

「心境」影響腦部老化

前面談到，壓力會為腦部加分還是扣分，取決於人們看待壓力的方式，且身體的姿勢也與腦部機能息息相關，接下來要探討的則是「心境」。

日本從很久以前就認為，樂觀積極的人較不易得失智症。

歐美近來也針對個性與失智症的關聯性提出報告。

瑞典科學家針對五百個人，耗費平均六年的時間進行追蹤，最後發現罹患精神官能症（Neurosis）的傾向偏低，且屬於人格特質論（Trait theory）外向型的人，較不容易罹患失智症。

法國研究團隊則提出報告，認為除了前述理論外，當個性俱備「誠懇」、「彈性」、「獨立」、「不會逃避困難」的特質時，也較不易罹患失智症。

美國研究團隊耗費十二年，追蹤一千位天主教神職人員，結果發現個性誠懇的人較不易罹患失智症。

由此可知，性格寬容、誠懇、外向且獨立自主的人，較不容易罹患失智症。

為什麼這種個性的人不容易罹患失智症呢？

追根究柢，仍與腦部脫離不了關係。

既然腦部對人生如此重要，那麼，若希望腦部能夠不受環境變化，以及環境變化帶來的壓力影響時，該怎麼做才好呢？不如該說，必須養成什麼樣的個性，才能夠透過壓力提升自我呢？腦部又是哪個部位跟這些事情有關呢？

前面已經反覆探討很多次——最重要的就是確保「掌控自我的腦部部位」能夠正確運作。只要掌控自我的腦部部位能夠確實運作，就能夠保有對抗壓力的堅強，以及視情況變化做出因應措施的靈活度。

前面也曾談過，掌控自我的前腦部位（前部扣帶迴），如果能夠順利掌控杏仁核，就不容易因為壓力而恐慌、情緒化。掌控自我的後腦部位（後部扣帶迴）能夠解讀目前處境的所有資訊，是欲跨越壓力時不可或缺的重要部位，一旦此處的機能降低，就會形成阿茲海默症。

唯有讓這些部位都正確運作，讓大腦整體均能依情況做出正確的相應措施，才能夠將罹患失智症的機率降到最低。

腦部維持年輕的生活方式

那麼，腦部運作與個性之間的關係，又是怎麼一回事呢？雖然目前仍無法透過腦科學的角度，證實這方面的資訊，但我仍想談談自己的見解。

「誠懇」這個詞彙，不僅可用來形容人們對待他人的態度，也可以用來解釋看待事物的態度。

如果一個人在面對他人時，能夠抱持著正面的想法，那麼面對事物時，自然也會採取堅定且誠懇的作法。

換句話說，這類人不是用只顧自身利益的動物「本能腦」（杏仁核等大腦邊緣系統）思考，而是以「人類腦」思考該怎麼做出對人或社會有益的事情。

想要當誠懇的人，掌控自我的腦部部位，就必須確實地控制住動物本能腦，因此，誠懇的人勢必擁有堅強的自我。

這是全球共通的價值觀。日本幕府末期相當活躍的吉田松陰，將「至誠而不動者未之有也」視為座右銘，展現出「只要誠心就能夠將心意傳達給所有人」的信念。

此外，獨立自強的心態也能夠強化自我。

無論什麼事情都不依賴他人，自行尋求解決方法，如果能做到這樣，即可消除動物本能腦裡的懶散，使大腦會優先運轉「人類腦」，讓「自我」主掌行為。

寬容與善於交際的性格，則會對人際關係發揮重要的功能。

而這些都是與右腦有關的機能。右腦主掌人的活力、能量，尤其是上了年紀的人，更是必須多刺激右腦以保有腦部年輕。畫家與音樂家都是較常使用右腦的職業，目前也公認他們具有長壽且年長時仍可保持頭腦清晰的傾向，個人推測，這應該歸功於他們經常使用右腦的關係。

台灣有句話叫做「日本精神」。

戰前接受日本教育的台灣人，深受日本重視公眾利益的精神所創造出的辭彙，主要用來形容「正直」、「勤勉」等。

受過戰前教育的日本老年人，都擁有這樣的精神，我相信這也是日本平均壽命較長的原因之一吧！

日本有句話叫做「凜然生存」，我從這句話中感受到，蘊含在日本精神中那挺直腰桿的生存方法，正是活化腦部的好方法，我相信這就是最適合人類的失智症預防方法。

國家圖書館出版品預行編目(CIP)資料

腦神經外科醫師教你吃神奇大蒜油：防暈眩、活化大腦、提升免疫力! / 篠浦伸禎作；黃筱涵譯. -- 初版. -- 新北市 : 世茂, 2016.06
面；　公分. -- (生活健康 ; B410)

ISBN 978-986-92837-6-2(平裝)

1.健康食品 2.食療

411.373　　105007052

生活健康B410

腦神經外科醫師教你吃神奇大蒜油：防暈眩、活化大腦、提升免疫力！

作　　者／篠浦伸禎
譯　　者／黃筱涵
主　　編／陳文君
責任編輯／李芸
封面設計／鄧宜琨
出 版 者／世茂出版有限公司
地　　址／(231)新北市新店區民生路19號5樓
電　　話／(02)2218-3277
傳　　真／(02)2218-3239（訂書專線）
　　　　　(02)2218-7539
劃撥帳號／19911841
戶　　名／世茂出版有限公司
　　　　　單次郵購總金額未滿500元（含），請加50元掛號費
世茂網站／www.coolbooks.com.tw
排版製版／辰皓國際出版製作有限公司
印　　刷／祥新印刷股份有限公司
初版一刷／2016年6月
　　二刷／2019年8月

ＩＳＢＮ／978-986-92837-6-2
定　　價／280元

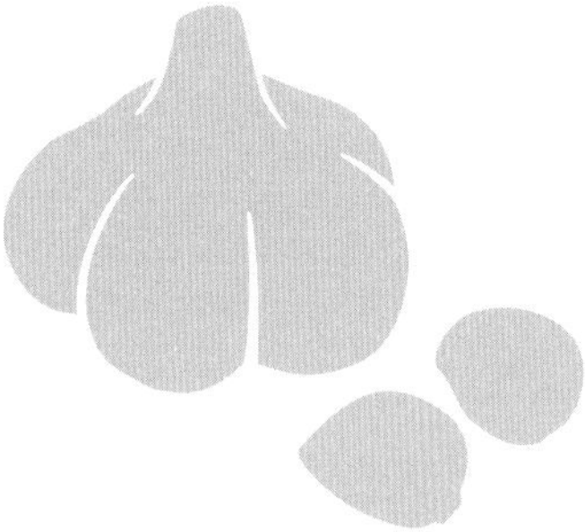